QUE SAIS-JE ?

Santé et environnement

WILLIAM DAB
Professeur au Conservatoire national des Arts et Métiers
Ancien Directeur général de la santé

Deuxième édition mise à jour
6ᵉ mille

BIBLIOGRAPHIE THÉMATIQUE « QUE SAIS-JE ? »

Claude Got, *L'expertise en santé publique,* n° 3747
Jacques Vernier, *L'environnement,* n° 2667
Jean-Michel de Forges, *Droit de la santé,* n° 2308
Paul Léophonte, *Les maladies respiratoires,* n° 3615
Bernard Bonnici, *Les politiques de santé en France,* n° 2814
François Ewald, Christian Gollier, Nicolas de Sadeleer, *Le principe de précaution,* n° 3596
Henri Proglio, *Les 100 mots de l'environnement,* n° 3787

DU MÊME AUTEUR

La décision en santé publique. Surveillance épidémiologique, urgences et crises, Éd. ENSP, 1993.
Décideurs tous risques : du bon usage de l'épidémiologie, Frison-Roche et Éditions ENSP, 1993 (en coll. avec M. Goldberg, E. Mengual, C. Rollet).
L'air et la ville, Hachette Littératures, 2001 (en coll. avec I. Roussel).

ISBN 978-2-13-056886-5

Dépôt légal — 1re édition : 2007
Réimpression de la 2e édition mise à jour : 2008, octobre

6, avenue Reille, 75014 Paris

INTRODUCTION

Que la qualité de notre environnement soit un des principaux déterminants de l'état de santé des populations est une évidence qui a bien été soulignée au cours du « Grenelle de l'environnement » en 2007. La qualité de l'eau distribuée, de l'air respiré à l'intérieur et à l'extérieur des locaux, des aliments ingérés, le niveau de radioactivité ou du bruit, le milieu de travail sont des facteurs influençant de façon directe la survenue de nombreuses maladies. Cela est bien établi et depuis fort longtemps, mais cette vérité a été peu à peu oubliée.

Au XIXe siècle, les préoccupations liées à l'environnement fondèrent la médecine préventive et la santé publique moderne. C'était l'ère de l'hygiène qui prescrivait l'assainissement, l'eau de qualité, des logements salubres, des conditions de travail décentes et la sécurité alimentaire. Les gains sanitaires de ces pratiques furent considérables. Mais au XXe siècle, tout s'est passé comme si les succès de la médecine scientifique avaient éclipsé ceux de la prévention collective et de l'hygiène. Il y a là un premier paradoxe entre le rôle réel de l'environnement comme facteur de santé et l'importance relative qui lui est accordée aujourd'hui dans le champ sanitaire.

La santé environnementale, notion proposée par l'Organisation mondiale de la santé (OMS), porte sur tous les aspects de la santé et la qualité de vie des populations qui résultent de l'action sur l'homme des facteurs biologiques, chimiques et physiques de l'environnement, qu'ils soient d'origine naturelle ou anthropique. Elle élargit l'ancienne vision hygiéniste se rapportant à l'ensemble des mesures préventives à mettre en œuvre pour acquérir ou conserver la santé. Elle renvoie aux interactions entre l'homme et l'environnement qu'elles soient positives (avantages) ou négatives (inconvénients). C'est cette conception de l'environnement qui sera discutée ici. Nous n'y inclurons pas les comportements personnels comme par exemple la consommation de tabac ou d'alcool qui jouent un rôle majeur sur la santé mais qui relèvent d'une autre problématique. De même, les relations entre l'organisation sociale et la santé, thème important, relèvent d'autres méthodes que celles qui seront présentées dans cet ouvrage.

Les pollutions de l'environnement et la santé semblent des notions simples en apparence et qui relèvent du sens commun comme le suggère le slogan de l'OMS « environnement d'aujourd'hui, santé de demain ». Mais en réalité, cette relation est complexe, et ce livre a l'ambition d'en fournir des clés d'accès.

Si ces problèmes font l'objet d'une attention croissante de la part de l'opinion, c'est en raison d'une série de crises sociales fortement médiatisées sur lesquelles nous reviendrons et dont les plus emblématiques sont : l'accident de Seveso en 1976 (dioxine), l'épisode de l'huile toxique à Madrid en 1981, les leucémies à proximité de l'usine de retraitement de La Hague et, surtout, l'amiante, qui, avec la transmission transfusionnelle du sida et l'affaire de la vache folle, a provoqué un sentiment d'extrême vulnérabilité dans la population.

La Charte de l'Environnement promulguée le 28 février 2005 sous forme de Loi constitutionnelle énonce dans son premier article que « chacun a le droit de vivre dans un environnement équilibré et favorable à sa santé ». Mettre en œuvre un principe aussi général dans un contexte de connaissances scientifiques incertaines requiert des méthodes permettant d'évaluer l'impact sur la santé des expositions aux facteurs d'environnement. Ces méthodes font appel à de nombreuses disciplines scientifiques dont les résultats ne sont pas toujours cohérents entre eux : épidémiologie, toxicologie animale et cellulaire, biologie humaine et animale, etc. Ainsi, l'environnement n'est pas seulement une préoccupation d'ordre esthétique ou écologique. L'impact sur la santé constitue désormais un enjeu spécifique comme l'a reconnu la Charte européenne de l'environnement de 1989 et l'a rappelé le « Grenelle de l'environnement ». C'est bien souvent sur l'enjeu sanitaire que se nouent et se dénouent des crises susceptibles de déstabiliser des organisations ou des gouvernements, sans qu'il y ait d'ailleurs nécessairement un rapport direct avec l'importance des risques auxquels les populations sont exposées.

Un tel contexte induit l'idée d'un environnement menaçant pour l'homme, de dangers invisibles et omniprésents qui menacent la vie sur terre et une vision apocalyptique de l'avenir. Il est souhaitable et il est désormais possible de mobiliser des outils scientifiques pour mieux connaître les risques sanitaires liés à l'environnement afin de les maîtriser dans une optique de développement durable. Depuis une vingtaine d'années, de nouvelles approches émergent concernant, d'une part, la synthèse des connaissances sur les risques sanitaires et, d'autre part, l'utilisation de ces connaissances pour la prévention. Il s'agit de l'évaluation quantitative des risques et de la gestion des risques. Cette capacité acquise de prévenir rationnellement les risques ouvre une nouvelle ère pour l'écosanté.

Cet ouvrage se propose de développer les principaux concepts et méthodes de l'évaluation des risques. Il vise à familiariser le lecteur avec ce nouveau champ qui s'impose rapidement au niveau international comme le cadre de référence sur les risques liés à l'environnement, notamment pour ce qui concerne l'élaboration des normes d'exposition et l'application concrète du principe de précaution.

Chapitre I

L'ENVIRONNEMENT, UN DÉTERMINANT IMPORTANT DE LA SANTÉ

La catastrophe de Tchernobyl a-t-elle provoqué des cancers de la thyroïde en France ? Est-il dangereux de vivre à proximité d'un incinérateur d'ordures ménagères ? Les antennes-relais pour la téléphonie mobile constituent-elles une menace sanitaire ? Les produits pesticides ont-ils un impact sur la santé ? L'environnement est-il responsable de l'épidémie d'asthme chez les enfants ? Respirer en ville peut-il nuire à la santé ? La qualité du sperme s'altère-t-elle du fait des expositions chimiques ? Autant de questions qui imprègnent l'actualité, mobilisent les parlementaires, suscitent des mouvements associatifs et ont été, ces dernières années, à l'origine d'importantes réformes en France et en Europe. Parmi les huit grands objectifs de développement de l'Organisation des Nations Unies (ONU) adoptés en 2000, sept relèvent directement de considérations environnementales et sanitaires.

Depuis que l'homme s'est intéressé aux maladies altérant la durée ou la qualité de la vie et dès lors qu'on a compris que celles-ci n'étaient pas d'origine divine, deux écoles ont forgé notre représentation des causes des maux et des souffrances. Pour les uns, les maladies provenaient des dérèglements à l'intérieur du corps humain. C'étaient les altérations des « humeurs » qui nous rendaient malades, ce qu'évoque bien le nom de choléra. Pour les autres, la mauvaise santé résultait des agressions externes, de facteurs exogènes qui provoquent des réactions pathologiques, qu'il s'agisse d'infections, d'inflammations ou de tumeurs. On retrouve cette idée dans des noms de maladies comme influenza (grippe) ou malaria (le mauvais air que l'on a cru à tort responsable du paludisme avant que Laveran découvre sa transmission par un moustique). Il a fallu un siècle de recherches scientifiques pour comprendre la part de vrai que recélait chacune des théories en présence et pour qu'émerge cette notion fondamentale qu'est la plurifactorialité des phénomènes qui concernent le vivant.

I. – De l'hygiène à la médecine

Jusqu'à la révolution industrielle, le savoir était insuffisant pour protéger l'homme des dangers de la contagion et des pollutions. Il y eût bien quelques précurseurs géniaux : Hippocrate, qui décrit le premier une épidémie d'oreillons sur l'île de Tasos et publie un traité intitulé « Des airs, des eaux et des lieux » ; Pline (50 av. J.-C.), qui décrit le saturnisme (intoxication par le plomb) ; les Vénitiens, qui introduisent la quarantaine des navires suspects dès le XVe siècle ; Fracastore, qui publia son *De Contagione* en 1546 ; Ramazzini et Pott qui montrent l'origine professionnelle de certains cancers vers 1700, ou Johann Peter Franck, qui consigna dans un livre paru à Vienne en 1779 le premier ensemble systématisé de règles d'hygiène.

C'est au XIXe siècle que l'avancée des connaissances permit une véritable révolution sanitaire. Le fait historique majeur est l'utilisation pour la première fois d'une démarche épidémiologique complète qui permit à John Snow de montrer en août 1854 que l'épidémie de choléra qui frappait Londres cette année-là était causée par l'eau de la Tamise[1]. Il commença par décrire les malades relevant certaines caractéristiques dont la compagnie leur distribuant l'eau. Ce temps descriptif permit de soulever l'hypothèse que le choléra était transmis par l'eau alors qu'il était jusque-là attribué aux « miasmes ». Dans un quartier alimenté conjointement par deux compagnies, il réalisa ce qu'on appellerait aujourd'hui une enquête cas-témoins. Dans les maisons qui dépendaient de la compagnie qui prélevait l'eau de la Tamise à proximité d'un déversement d'égouts, il y avait dix fois plus de décès par choléra que dans celles desservies par l'autre compagnie, dont l'eau provenait d'un endroit moins pollué. Le 8 septembre, John Snow, malgré le scepticisme des milieux médicaux, convainquit les autorités de mettre la pompe suspecte hors d'usage. L'intensité de l'épidémie s'atténua et à la fin du mois, elle était terminée. Dans les deux ans qui suivirent, la législation obligeant les fournisseurs d'eau à la traiter fut instituée. Cette démarche résume l'ensemble des méthodes que l'épidémiologie peut mettre en œuvre pour étudier une maladie dans la population et le rôle possible des facteurs

1. S. Johnson, *The Ghost Map,* Riverhead Books, 2006.

d'environnement. Elle fait de John Snow le précurseur du principe de précaution.

Dès 1848, sous l'impulsion du grand hygiéniste anglais Edwin Chadwick, une loi de prévention fut promulguée (il fallut attendre 1902 pour que la France fasse de même). Louis Pasteur et Robert Koch créèrent ensuite la bactériologie et multiplièrent l'identification de microbes pathogènes. Cela ouvrit la voie à la médecine moderne fondée sur l'utilisation du laboratoire pour élaborer un diagnostic, à la prévention individuelle par la vaccination et au développement des antibiotiques.

Au XIXe siècle, rien ne séparait donc l'hygiène de la médecine. Celle-ci avait peu de moyens efficaces d'action. Tous les réformateurs avertis s'accordaient sur le constat que l'air, l'eau, les sols et les aliments étaient tellement viciés et le traitement des déchets tellement déficient qu'il y avait là la première cause de maladies et de mortalité. Au XXe siècle, les progrès considérables induits par l'application des méthodes scientifiques en médecine ont éclipsé le rôle des facteurs exogènes. Dans l'histoire récente, le premier visage des pathologies environnementales fut donc une figure de l'oubli.

Le deuxième visage est celui du modèle pasteurien d'une relation univoque entre un facteur et une maladie. Ce modèle s'applique le mieux au cas des maladies infectieuses mais il existe aussi pour des agents chimiques ou physiques : silicose, asbestose, saturnisme, leucémies liées au benzène ou aux rayonnements ionisants. Pour réel qu'il soit, ce modèle n'épuise pas la réalité. Pasteur le reconnaîtra à la fin de sa vie en se rapprochant de Claude Bernard pour affirmer le rôle du « terrain ».

II. – De la médecine à la santé publique

Dans les années 1950, le modèle épidémiologie de la plurifactorialité émergea et avec lui on s'aperçut que les facteurs d'environnement pouvaient créer de véritables épidémies (pics de pollution atmosphérique, maladie de Minamata...), mais aussi qu'ils pouvaient jouer un rôle plus insidieux comme cofacteur de nombreuses pathologies chroniques (coronaropathies, neuropathies, cancers...).

Depuis les années 1980, deux nouveaux visages s'imposent. D'une part, certaines pathologies ont une incidence croissante que seules des modifications environnementales peuvent expliquer. C'est le cas de l'asthme, des allergies et de certains lymphomes. D'autre part, l'homme a acquis les moyens de modifier son environnement à une vitesse inégalée avec l'introduction de centaines de substances chimiques, des organismes génétiquement modifiés, des rayonnements non ionisants (téléphonie portable), ou des nanomatériaux. L'organisme humain a-t-il les capacités suffisantes d'adaptation ? C'est la figure de l'incertitude, le nouveau visage des risques devenus invisibles, universels, différés et s'exprimant loin de là où ils sont produits. La maladie de la vache folle due au prion pathogène illustre cette nouvelle problématique, celle de l'incontrôlabilité individuelle : nous sommes entrés dans la société du risque théorisée par le sociologue Ulrich Beck.

Enfin, depuis 2001, le spectre du bioterrorisme et des mégacatastrophes hante la planète : actes de destruction massive, catastrophes industrielles de grande ampleur (AZF en 2001), anthrax, variole, bombe sale, catastrophes naturelles d'énorme ampleur (Tsunami en 2004, ouragan Katrina en 2005), canicule (France, Italie, Espagne), menace de pandémie grippale.

De cette liste, qui est loin d'être exhaustive, on pourrait conclure que les risques sanitaires liés aux facteurs d'environnement vont croissant. Mais, d'un autre côté, on constate que l'espérance de vie augmente, que les milieux sont moins pollués que par le passé, que les réglementations sont de plus en plus contraignantes et les valeurs limites d'exposition a un produit de plus en plus sévères.

Alors faut-il penser comme le docteur « tant-mieux » ou comme le docteur « tant-pis » ? La santé environnementale se dégrade-t-elle ou bien l'attention qui lui est accordée est-elle plus forte ? Pour répondre à cette question, un regard de santé publique est indispensable, mais il a été long à émerger en France. Chez nous, en effet, accoler « santé » et « publique » a toujours fait l'objet de résistances. La santé est considérée comme une affaire privée. Or le terme « public » renvoie à l'intervention de l'État, des pouvoirs publics. On parle ainsi de sécurité publique, d'ordre public, de libertés publiques, de salut public, de service public, de fonction publique pour désigner des domaines d'intérêt général dont l'État est responsable. Que vient-il faire dès lors dans la santé ?

Historiquement, c'est la lutte contre les épidémies qui apporte l'idée que pour faire face aux maladies contagieuses, chacun ne peut pas être laissé à lui-même. Il faut une autorité, une organisation, des mesures de police sanitaire pour tenir à l'écart les sources de contagion (la quarantaine), pour isoler les malades contagieux, pour contrôler les produits, pour imposer des traitements ou des vaccinations. Se dessine ici un choc de valeurs entre la protection des droits de la personne, le respect des libertés individuelles et la protection de la population. Cette connotation répressive qui heurte la tradition médicale française est une des raisons de la méfiance suscitée par la santé publique longtemps assimilée à une activité purement administrative. Comme si la population attendait de l'État une protection tout en se protégeant de son ingérence en matière de santé. Il faudra attendre la grande pandémie grippale de 1918 pour que la France se dote d'un ministère de la Santé à part entière. Jusque-là, les questions de santé étaient gérées par le ministère de l'Intérieur.

Aujourd'hui, la santé publique se définit moins par l'intervention de l'État que par l'analyse et la résolution des problèmes de santé considérés au niveau d'une population. La santé est « publique » parce que l'approche médicale au cas par cas, pour fondamentale qu'elle soit, ne suffit pas à résoudre les problèmes de santé. À côté d'une activité tout-venant initiée par la plainte de personnes qui sollicitent les professionnels de santé, il est nécessaire de disposer d'un ensemble d'activités définies au niveau des populations : c'est ce qui permet de cerner le champ de la santé publique. On ne peut pas compter sur les mécanismes du marché pour que ceux qui ont besoin de services de santé préventifs ou curatifs soient effectivement ceux qui en bénéficient. Il faut une organisation proactive, une planification, une programmation pour que les ressources disponibles, toujours limitées, soient utilisées le mieux possible. Notre pays se caractérise par un déséquilibre majeur entre les ressources consacrées à l'approche réactive et celles allouées à l'approche proactive qui ne représentent qu'environ 5 % des dépenses de santé[1]. Et c'est ce regard porté au niveau de la population en général et non plus au niveau individuel qui permet de prendre conscience de l'importance des facteurs d'environnement comme déterminant de la santé.

III. – Les grands déterminants de l'état de santé

De la conception à la mort, la vie et la santé résultent des interactions entre l'homme et son milieu. Il est aujourd'hui reconnu que quatre types de facteurs influencent la santé : les caractéristiques biologiques et génétiques, les comportements personnels, l'environnement au sens large (ce qui inclut une dimension sociale) et les performances du système de soins. La place respective de ces différents déterminants n'est pas connue avec précision, mais l'idée importante est que la plupart des maladies résultent d'une conjonction de plusieurs facteurs.

Prenons l'exemple de l'asthme, une maladie qui se caractérise par le rétrécissement du diamètre des bronches qui peut conduire à la mort par asphyxie. Les personnes asthmatiques ont souvent un terrain favorisant qui est déterminé génétiquement. Pour déclencher une crise d'asthme, il faut être exposé à un ou plusieurs facteurs qui peuvent être de nature environnementale (pollution de l'air), alimentaire, médicamenteuse ou psychologique. Pour un malade en particulier, il est le plus souvent impossible de retrouver ce facteur déclenchant. Seule l'analyse de l'asthme dans la population permet de montrer que l'exposition à certains facteurs est associée à une plus grande fréquence des crises.

1. Voir http://www.irdes.fr

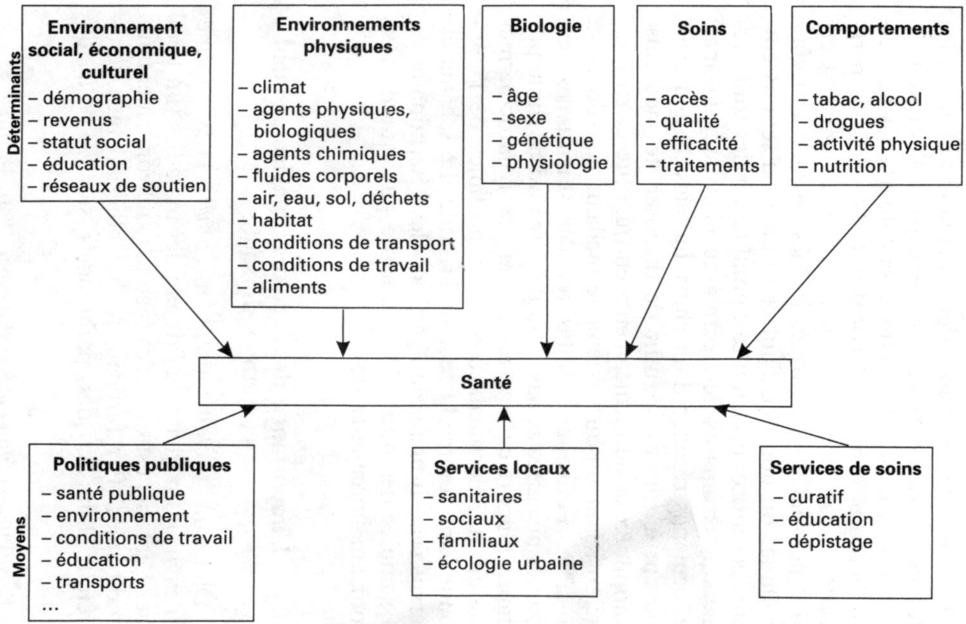

Les principaux facteurs qui influencent la santé

Certains déterminants des maladies sont modifiables (comportements, environnement) et d'autres ne le sont pas (le matériel génétique, encore que les nouvelles thérapies géniques laissent entrevoir ici des perspectives à la fois encourageantes et inquiétantes). Certains peuvent être contrôlés par les personnes (le fait de fumer ou non), et d'autres résultent d'actions collectives (la production d'eau potable, un des tout premiers déterminants de la santé au plan international, ne peut pas résulter d'un choix individuel). On croit souvent à tort qu'il suffit de disposer de médecins, d'hôpitaux et de médicaments en quantité et en qualité suffisantes pour obtenir le meilleur état de santé possible. Pour importantes qu'elles soient, ces ressources ne suffisent pas. Il faut un regard de santé publique pour s'en apercevoir, et ce regard permet aujourd'hui de mieux cerner l'importance de l'environnement comme facteur de la santé. Le schéma cidessus fournit une vision générale des déterminants de la santé et des outils dont la santé publique dispose pour améliorer la santé.

IV. – **L'importance des facteurs d'environnement en termes de santé**

Dans un travail publié en 2007[1], l'OMS estime qu'environ un quart du fardeau des maladies (un tiers chez l'enfant) est dû à des facteurs environnementaux modifiables. Par fardeau des maladies, il faut comprendre l'impact des pathologies sur la perte du

1. A. Prüss-Üstün *et al.*, *Epidemiology,* 2007, 18, 167-178.

nombre d'années vécues ou passées en bonne santé. Par exemple, on estime que 95 % de la perte en années de vie passées en bonne santé du fait des diarrhées est due au manque d'eau potable, aux défaillances de l'assainissement et de l'hygiène. Il s'agit d'une nouvelle approche, rendue possible par le progrès des connaissances sur les facteurs de risque des maladies et qui révolutionne la représentation du rôle de l'environnement sur la santé.

1. **Approche globale.** – Cette estimation valable au niveau de l'ensemble du monde varie évidemment selon les régions du globe. Cependant, ce serait une erreur de croire que seuls les pays pauvres payent un lourd tribut aux pollutions de l'environnement. Dans ceux-ci, les maladies infectieuses sont bien plus fréquentes que dans les pays riches, et le poids de l'environnement est ici quinze fois plus fort. Mais ces derniers ont une fréquence élevée de maladies chroniques comme les cancers et les maladies cardiovasculaires. Le poids des facteurs d'environnement sur ces maladies ne varie guère selon les pays. Les enfants sont particulièrement vulnérables à un environnement dégradé. La quantité d'années de vie en bonne santé perdues pour des causes environnementales est cinq fois plus grande chez les enfants de moins de cinq ans que dans le reste de la population. Une évaluation des risques sanitaires de l'environnement pour les pays européens[1] montre que 15 à 20 % du fardeau des maladies en Europe

1. Voir http ://www.euro.who.int/eehc

est dû à l'environnement, avec 80 000 décès annuels pour le cas de la France.

2. **Approche par grandes pathologies.** – Il n'est guère possible en règle générale de parler de maladies spécifiquement causées par des facteurs d'environnement. Cependant, on peut établir la liste des problèmes de santé pour lesquels l'environnement joue un rôle contributif important. Sans prétention d'exhaustivité, voici les principaux.

Quatre milliards de cas de diarrhées surviennent annuellement et plus de deux millions de personnes en décèdent, 75 % des décès étant liés à l'environnement (campylobactériose, choléra, fièvres typhoïdes et paratyphoïdes, salmonelloses, shigellose, giardiase, cryptosporidiose ainsi que les infections à Escherichia coli entéro-hémorragique).

Les infections respiratoires aiguës sont les maladies infectieuses les plus meurtrières du monde. Environ 45 % des cas d'infections pulmonaires dans les pays en développement ont une composante environnementale, notamment par la pollution de l'air incluant l'air intérieur (utilisation du bois ou du charbon pour la cuisson). Cette proportion est deux fois moindre dans les pays développés.

Le paludisme (malaria), transmis par un moustique, affecte environ 500 millions de personnes, la mortalité étant de plus d'un million par an dont la moitié pourrait être évitée par un management environnemental approprié. La maladie est endémique dans les zones tropicales et subtropicales. La modification de l'environnement par les activités humaines (agriculture, déplacements de populations) est reliée à la progression de la maladie. Les conditions environnementales (climatiques) sont déterminantes quant à la dissémination du paludisme, de même que l'urbanisation rapide des pays en développement.

Les maladies cardiovasculaires (infarctus du myocarde, insuffisance cardiaque, hypertension...) constituent la deuxième cause de mortalité sur la planète, après les maladies infectieuses, causant la mort de plus de 15 millions de personnes par an. Les facteurs de risques environnementaux concernés sont la pollution de l'air extérieur et intérieur (tout particulièrement le monoxyde de carbone, les particules de petite taille), les températures extrêmes ou l'ingestion de métaux toxiques (plomb, arsenic). La fréquence des maladies cardiaques est en augmentation dans les pays en développement ainsi que dans les anciens pays du bloc soviétique à mesure que ces sociétés adoptent un mode de vie occidental.

Les maladies respiratoires chroniques regroupent l'asthme, l'emphysème et l'insuffisance respiratoire. Il est démontré que la pollution de l'air extérieur ou intérieur est associée à l'aggravation de l'asthme. Le milieu de travail constitue une autre importante cause (asbestose, silicose).

Il n'est pas possible de citer toutes les maladies chroniques auxquelles l'environnement peut contribuer tant son rôle est diffus et varié. Parmi les 102 grandes maladies répertoriées par l'OMS, 85 sont en tout ou partie liées à des causes environnementales. Signalons notamment que 800 000 enfants dans le monde souffrent d'un retard mental lié au plomb. La recherche est très active, et des travaux récents montrent les interactions possibles entre l'exposition aux particules fines de l'atmosphère et le risque de diabète, d'obésité et d'hypertension[1].

Les cancers méritent un développement particulier. Responsables d'environ 7 millions de décès annuellement, ils peuvent être liés à une exposition à divers agents de l'environnement général ou du milieu de travail. Le développement d'un cancer est le plus souvent multifactoriel, et il est souvent impossible d'en préciser l'origine chez un individu. Ici encore, seule l'analyse au niveau de la population permet d'estimer la contribution de l'environnement. Dans les pays industrialisés, le cancer représente la deuxième cause de mortalité après les maladies cardiovasculaires. Le cancer des poumons fait plus de victimes que tout autre cancer, et le tabac en est responsable neuf fois sur dix. Les habitudes de vie (consommation de tabac et d'alcool, mauvaise alimentation, sédentarité), l'exposition à des substances cancérogènes (benzène, particules fines, arsenic...) présentes dans l'environnement, les rayonnements ionisants, l'exposition excessive au soleil (cancer de la peau) et les infections (hépatite B ou papillomavirus humain) sont des causes reconnues de cancer. Dans les pays industrialisés, le tabagisme est responsable de 30 % de toutes les tumeurs malignes, et l'alimentation est responsable aussi de 30 % des cancers (20 % dans les pays en développement). L'exposition aux substances cancérogènes dans les pays industrialisés cause 4 % des cas de cancer, et les agents infectieux 18 % des cas dans le monde, la plupart se produisant dans les pays en développement.

1. S. Dubowsky *et al., Environmental Health Perspectives,* 2006, 114, 992-998.

Le rôle de l'environnement dans la survenue des cancers fait l'objet d'estimations parfois divergentes (de 5 à 80 % !). Cela est essentiellement dû au fait que les auteurs ne donnent pas la même définition de ce qu'est un facteur environnemental. Pour certains, est de nature environnementale tout ce qui n'est pas génétique. Si on exclut de l'analyse, comme le fait l'OMS (voir tableau, p. 22), le tabac, l'alcool et l'alimentation, alors près de 20 % des cancers sont imputables à des facteurs d'environnement modifiables dans un sens favorable à la prévention, ce qui représente 1,3 million de décès par an. La principale incertitude réside ici dans l'estimation des niveaux d'exposition, notamment en milieu professionnel.

En France, selon l'Institut de Veille Sanitaire (InVS, www.invs.sante.fr), la fréquence des cancers a presque doublé depuis vingt-cinq ans. En tenant compte de l'accroissement et du vieillissement de la population, l'augmentation est encore de 50 %. L'amélioration des méthodes diagnostiques explique sûrement une part de cet accroissement, notamment pour les cancers de la prostate et de la thyroïde, mais les expositions aux cancérigènes de l'environnement sont suspectées pour certains types de cancer comme les lymphomes, le mélanome de la peau (soleil), le rein, la vessie, les leucémies et de façon certaine pour les mésothéliomes (amiante). Pour autant, si le nombre de cancers augmente, le risque de mortalité, lui, diminue.

3. **Approche par grands facteurs de risques.** – Un des grands mérites de l'approche de l'OMS est de s'intéresser aux facteurs d'environnement qui sont

modifiables par des actions de prévention (voir le tableau ci-dessous). Il faut garder à l'esprit que le quintuplement de la population de la Terre au cours du XXe siècle, l'industrialisation qui concerne désormais les pays du Sud et les pratiques d'élevage intensif sont des facteurs structurels créant des pressions considérables sur la qualité de l'environnement.

Facteurs inclus dans l'analyse de l'OMS	*Facteurs exclus dans l'analyse de l'OMS*
Pollution de l'air de l'eau et des sols	Tabac, alcool et autres drogues
Rayonnement ionisant et ultra-violet	Alimentation
Bruit et rayonnements électromagnétiques	Contaminations environnementales naturelles et non modifiables (par exemple les pollens)
Pollution des milieux de travail	Chômage
Habitat et réseaux routiers	
Pratiques agricoles	
Changement climatique	
Hygiène des mains	
Hygiène des aliments	

V. – **La santé environnementale**

La santé est donc une notion globale et multidéterminée. Bien que la définition ambitieuse de la santé inscrite dans la charte de l'OMS (1948) énonce que la santé n'est pas que l'absence de maladie, on confond encore santé et médecine, et on considère qu'une assurance maladie suffit à répondre aux besoins sanitaires.

Une conception aussi étroite de la santé ne permet pas de la promouvoir et de la protéger correctement. La redécouverte des interactions entre l'environnement et la santé a permis de s'en apercevoir.

D'un côté, les enjeux sanitaires sont importants. D'un autre côté, les enjeux économiques et politiques le sont également. Or, nous le verrons, l'étude scientifique des interactions est complexe. Comme le souligne François Ewald, la prudence est une constante du comportement humain dont la traduction concrète a évolué au cours du temps. Au XIXe siècle, l'homme ne savait pas diminuer les risques qu'il subissait. La logique assurancielle dominait. C'était l'ère de la prévoyance qui ne faisait que réparer les dégâts assurés. Au XXe siècle, les progrès techniques conduisent à l'ère de la prévention. Et au XXIe siècle, nous sommes dans l'ère de la précaution.

Seule une vision globale de la santé et une approche scientifique de l'environnement peuvent permettre de répondre à ces enjeux. C'est le projet de la santé environnementale qui invite les spécialistes de la santé et ceux de l'environnement à travailler de concert. Si chaque spécialité reste isolée, il ne sera pas possible d'assurer correctement le transfert entre les connaissances scientifiques et les actions de maîtrise des risques. La santé environnementale n'appartient ni aux médecins, ni aux ingénieurs, ni aux biologistes, ni à l'écologie scientifique mais elle leur offre une plateforme commune pour amplifier leurs approches respectives.

Chapitre II

LES PARADOXES DE LA RELATION ENTRE L'ENVIRONNEMENT ET LA SANTÉ

L'environnement est un important contributeur au fardeau des maladies et pourtant, ce lien est difficile à quantifier. Autrement dit, établir de façon fiable une relation entre l'état de l'environnement et l'état de santé de la population ne va pas de soi. L'affirmation d'une relation forte entre l'environnement et la santé devrait, logiquement, avoir une traduction au travers de la mise en relation d'indicateurs reflétant la qualité de l'environnement avec ceux mesurant l'état de santé d'une population. Idéalement, on souhaiterait pouvoir disposer soit d'un indicateur global de la qualité de l'environnement constituant un bon prédicteur de l'état de santé, soit d'un indicateur de santé qui soit le reflet fidèle de la qualité globale des milieux auxquels l'homme est exposé. Mais la réalité est beaucoup plus complexe et il est nécessaire de bien comprendre ce paradoxe pour pouvoir agir efficacement : si ce lien est fort, pourquoi est-il si difficile à étudier ?

La question a évolué d'une double manière au cours du XXe siècle. D'une part, le type de problèmes que l'homme affronte dans son combat contre la nature a connu une importante évolution. D'autre part, la façon dont ces problèmes sont perçus et acceptés dans la population a radicalement changé.

La nature des problèmes a changé car ce n'est plus tant la toxicité aiguë liée à l'exposition à des doses importantes de polluants qui pose question, que la toxicité chronique liée à de faibles doses. Avec l'amélioration de la qualité de l'environnement et l'efficacité des mesures de prévention et de contrôle dans les pays industrialisés, les problèmes de toxicité aiguë ont régressé en dehors des situations accidentelles. Mais la toxicité à long terme, liée à de faibles doses, répétées dans le temps, est ardue à révéler : l'intensité des effets est faible, l'exposition est difficile à estimer rétrospectivement, les troubles apparaissent des années après l'exposition. Ces caractéristiques compliquent la réalisation et l'interprétation des études épidémiologiques. Il y a là une des principales explications à ce que le lien fort entre l'environnement et la santé soit si difficile à objectiver.

Par ailleurs, la perception de ces problèmes s'est aussi modifiée. Les risques, notamment ceux qui sont involontaires, sont de moins en moins acceptés socialement, et les citoyens exigent une protection efficace et renforcée pour prévenir les risques collectifs et leurs conséquences sur la durée de vie, la survenue des maladies et la qualité de la vie. Ainsi, les dangers liés à l'environnement font l'objet d'une prise de conscience de la part de l'opinion comme des responsables politiques et industriels. Dans ce contexte, les préoccupations ne sont pas seulement esthétiques ou écologiques au sens strict.

I. – Les difficultés à mesurer la santé

Selon l'OMS, la santé est un état de bien-être physique, mental et social qui ne consiste pas seulement en l'absence de maladie ou d'infirmité. Influencé par les déterminants interdépendants que nous avons vus au premier chapitre, un tel concept n'est pas figé. La maladie et la mort n'en sont qu'un des aspects et de nos jours l'aspiration au bien être est général. En France, le taux annuel de mortalité est d'environ 1 %. On conçoit qu'il soit difficile de caractériser la santé de 99 % d'une population à partir d'informations recueillies sur le 1 % qui disparaît chaque année. Se pose alors la question des phénomènes pertinents à prendre en compte. Les indicateurs classiques de mortalité et de morbidité fournissent des indications intéressantes mais insuffisantes pour caractériser entièrement la santé, notamment ses aspects positifs. Malgré des avancées récentes, il reste difficile de mesurer en routine des dimensions telles que le stress ou la qualité de vie. La notion d'années passées en bonne santé est pertinente, mais les données nécessaires ne sont pas encore disponibles dans tous les pays et pour chaque pays à tous les niveaux géographiques.

La préoccupation actuelle est de mesurer la qualité de la vie, les aspects positifs de la santé. Ces mesures, comme celles de l'incapacité fonctionnelle, sont multidimensionnelles : elles comportent au moins trois dimensions : physique, mentale et sociale. De plus, l'originalité des mesures de qualité de la vie est de s'appuyer sur le jugement des personnes elles-mêmes. Il faut pour cela des enquêtes spéciales.

L'amélioration de l'état de santé s'est traduite par un allongement de la durée de vie qui a atteint 80 années en France. De nombreux problèmes chroniques de santé liés à l'environnement ne vont se révéler qu'à un âge avancé, c'est-à-dire des années après la survenue de l'exposition, ce qui pose des problèmes de traçabilité.

Un autre domaine qui fait l'objet de nombreuses recherches est celui des marqueurs biologiques permettant d'identifier précocement des atteintes physiologiques à un stade où elles sont encore réversibles. Ces marqueurs permettront une analyse plus fine des interactions avec l'environnement.

II. – Les difficultés à mesurer l'environnement

L'environnement constitue une notion très diversement perçue selon les interlocuteurs ou les acteurs. Généralement, le concept d'environnement renvoie au milieu dans lequel nous vivons, c'est-à-dire la notion de lieux, de conditions de vie et de travail. Ceux-ci recouvrent plusieurs dimensions, allant de l'individu à la collectivité, du domicile au travail, du rural à l'urbain, du local au planétaire. Pour l'usager, l'environnement se réduit cependant le plus souvent au monde tel qu'il le voit ou le perçoit, à travers les milieux physiques d'intérêt collectif (air, eau, sol, alimentation), les conditions de vie personnelles ou professionnelles, les agresseurs biologiques, chimiques ou physiques.

Les différents spécialistes de l'environnement ont développé des méthodes de mesure des pollutions des différents milieux : l'air, l'eau, les sols, les produits de consommation. Mais cette approche sectorielle n'est pas suffisante. Les agresseurs de l'environnement ont le même impact sur la santé quelle que soit leur source. Intégrer les différentes sources d'exposition n'est pas aisé. Ainsi, malgré plusieurs années d'effort pour cumuler les sources d'exposition aux pesticides (eaux brutes et alimentaires, aliments, air), on ne sait toujours pas si les niveaux d'exposition des Français sont plutôt croissants ou décroissants.

On pourrait croire que l'environnement est plus facile à mesurer que la santé parce que celle-ci comporte des aspects subjectifs. Ce n'est pas le cas. Il ne suffit pas de savoir mesurer des polluants dans les différents milieux. Le génie analytique a fait de nombreux progrès mais où faut-il faire des prélèvements ? Combien faut-il en faire ? Quand faut-il les faire ? Avec quelle fréquence ? Afin d'avoir une image fidèle de la qualité des milieux, ce sont des questions ardues qui se posent d'autant que ces mesures coûtent cher et que mesurer tout, tout le temps, partout, n'est pas possible.

Ainsi, le champ de la santé environnementale est très vaste. Son étude nécessite de mettre en relation des données relevant de domaines et de disciplines très variées. Mais les systèmes d'information actuels ne le permettent pas ou peu.

Lorsqu'il existe une relation connue entre un facteur d'environnement et une maladie spécifique, il est alors possible et souhaitable de gérer les risques sanitaires en s'appuyant sur le suivi des paramètres de qualité du milieu. Ainsi, il ne serait pas raisonnable de surveiller la potabilité de l'eau compte tenu du risque de gastro-entérite. Il est préférable d'agir en amont, d'exercer un monitorage étroit de la qualité des eaux distribuées, la surveillance épidémiologique n'ayant pour objectif que de détecter les éventuelles défaillances. C'est le même raisonnement qui s'applique en matière de radioactivité ou d'amiante.

Mais ces conditions ne sont pas toujours réunies. On ne peut pas alors se fier aux résultats des mesures faites dans le milieu pour en déduire avec un degré raisonnable de certitude l'impact sur la santé de l'homme. Il faudrait donc pouvoir coupler les systèmes d'informations sanitaires et environnementales, ce qui n'est pas aisé à concrétiser. La logique qui préside à la conception de ces systèmes n'est pas uniforme et ce sont rarement des considérations de santé publique qui la dictent. Par exemple, les procédures d'audit des sols industriels sont plus destinées à identifier les zones les plus polluées qu'à connaître de façon représentative la distribution des polluants dans ce sol. La pertinence sanitaire des informations ainsi recueillies n'est donc pas immédiate.

Quant aux systèmes d'informations sanitaires, en ville, à l'hôpital ou dans les différents régimes d'assurance-maladie, ils n'ont pas non plus de finalité épidémiologique. Ils ont plutôt été conçus à des fins économiques et de suivis budgétaires.

Ultime difficulté : comme nous le reverrons, de très nombreux organismes publics sont impliqués dans la gestion des problèmes d'environnement et de santé : sécurité alimentaire, hydrique, industrielle, nucléaire, routière, pollution atmosphérique, déchets, rayonnements sont gérés par des administrations différentes et selon des critères et des principes différents. Il faut donc renforcer la collaboration entre les divers spécialistes concernés dans un cadre interministériel.

Jusqu'à présent, l'évaluation des problèmes de santé liés aux agresseurs environnementaux a reposé sur une démarche environnementale. Faisant appel à des mesures physiques, chimiques ou microbiologiques, elle vise essentiellement à caractériser la qualité des milieux. Mais l'homme est exposé simultanément à une multitude de substances, présentes dans l'air, l'eau, le sol et les produits, qui pénètrent dans l'organisme par les voies respiratoire, digestive ou cutanée. Certes nécessaire, cette approche se révèle néanmoins insuffisante, car reposant trop souvent sur une vision sectorielle de l'environnement : les milieux (air, eau et sol), les nuisances (bruit, déchets, etc.) et les produits de consommation (aliments, médicaments). Cette approche, qui résulte en partie d'un cloisonnement intellectuel et institutionnel, doit évoluer vers une vision plus intégrée et globalisante de la notion d'exposition et prendre en compte davantage les notions de milieux, de voies d'entrée ou d'associations de contaminants.

Pour que le concept de santé environnementale devienne véritablement opérationnel, il est nécessaire de créer les conditions d'un rapprochement des spécialistes et des pratiques, encore trop séparés à ce jour. Seule la multidisciplinarité regroupant médecins, épidémiologistes, biologistes, toxicologues, immunologistes, chimistes, physiciens, hygiénistes, ingénieurs, spécialistes des sciences sociales et du comportement permettra d'appréhender l'impact sur la santé des facteurs environnementaux et de mieux les maîtriser pour protéger les populations.

Le domaine atmosphérique fait ici figure de pionnier grâce aux réseaux de mesure en continu de la pollution de l'air en milieu urbain. Ces réseaux ont permis de faire progresser les connaissances sur les risques sanitaires de la pollution atmosphérique urbaine[1]. Mais c'est encore un cas isolé. La connaissance diachronique des expositions est nécessaire à l'évaluation des risques, pourtant on en dispose rarement. Ainsi, l'étude épidémiologique du lien entre la chloration de l'eau et le cancer de la vessie ne montre aucune relation avec l'eau de la dernière ville habitée, mais un risque élevé lorsque l'on prend en compte la totalité de l'histoire résidentielle. On voit l'importance de pouvoir retracer l'historique global des expositions et de comprendre les fondements des principales méthodes d'étude.

III. – La toxicologie, l'épidémiologie. Apports et limites

Quels types de modèles peuvent permettre de comprendre les interactions entre la santé et l'environnement ? Il n'y en a guère que trois.

1. **Les trois modèles explicatifs.** – Le premier modèle a été forgé au temps de Pasteur. C'est une conception unifactorielle et déterministe des maladies. À un moment de sa vie, Pasteur a pensé que chaque maladie avait une cause et une seule. Plus tard, il se rapprochera de Claude Bernard en reconnaissant que les microbes sont une cause nécessaire mais pas suffisante. Le « terrain », comme on disait

1. Voir les publications de l'Observatoire de la santé d'Île-de-France et de l'Institut de veille sanitaire.

à l'époque, représente un mélange des caractéristiques personnelles et environnementales qui joue également un rôle.

Ce modèle existe dans le domaine des pathologies environnementales. C'est, par exemple, celui qui est à l'œuvre dans le mésothéliome (le cancer de la plèvre, l'enveloppe du poumon, dont la seule cause connue est l'exposition aux fibres d'amiante), le saturnisme (intoxication par le plomb) ou des toxi-infections alimentaires comme la fièvre typhoïde. Dans ce modèle, le lien entre l'environnement et la santé est suffisamment spécifique et fort pour qu'une observation médicale au niveau individuel suffise à l'identifier. Ce modèle est encore actuel, mais il ne permet pas d'expliquer la majeure partie des problèmes de santé liés à l'environnement.

Le modèle qui domine aujourd'hui et qui permet de comprendre le mieux les relations entre l'environnement et les maladies chroniques comme les cancers, l'asthme, la bronchite chronique ou des atteintes rénales est le modèle de la plurifactorialité. La pathologie résulte d'une conjonction de plusieurs facteurs qui créent un complexe causal. Il n'y a pas un déterminisme absolu mais interactif. L'observation individuelle ne permet pas de révéler un lien de ce type. Il faut une observation au niveau d'une population (épidémiologie) ou une démarche expérimentale (toxicologie) pour cela.

Une variante de ce modèle est celui dans lequel un seul facteur peut se traduire de différentes façons selon les personnes. Ainsi, l'exposition à un gaz, le dioxyde d'azote (NO_2) peut induire des crises d'asthme, des manifestations neurologiques ou des manifestations cardiaques. Là encore, l'observation épidémiologique est indispensable pour repérer ce type de phénomène.

Dans ce contexte, pour étudier le rôle pathogène possible des facteurs d'environnement, trois grandes approches scientifiques sont disponibles. La toxicologie utilise des modèles animaux (méthodes *in vivo*), tissulaires ou cellulaires (tests *in vitro*) qui sont exposés au laboratoire à des quantités connues de polluants. L'épidémiologie observe l'homme dans ses conditions de vie réelles, ce qui lui confère une grande pertinence en termes de prévention. Mais c'est une science d'observation et par conséquent l'affirmation d'une relation de nature causale demande beaucoup de prudence en raison des nombreux biais qui peuvent fausser les résultats.

2. **La toxicologie.** – Historiquement, la toxicologie est la science des poisons. Elle s'est d'abord occupé des effets sur l'organisme des substances présentes dans l'environnement. Elle s'intéressait surtout aux accidents, aux empoisonnements, aux intoxications aiguës. Paracelse, au XVIe siècle, a le premier exprimé et imprimé l'idée fondamentale que les effets biologiques d'une substance introduite dans le corps humain étaient dépendants de la dose, de la quantité de la substance absorbée par un organisme. « Tout est poison, rien n'est poison, seule la dose fait que quelque chose n'est pas un poison »[1], a-t-il écrit, et cette maxime est très souvent citée.

1. Alle Ding sind Gift und nichts ohne Gift ; allein die Dosis macht daß ein Ding kein Gift ist.

Par la suite, les toxicologues ont distingué deux grandes approches : la toxicodynamie qui étudie l'effet des substances extérieures (les xénobiotiques) sur l'organisme et la toxicocinétique qui étudie l'effet des organismes sur les substances absorbées : comment se fait l'absorption, comment la substance diffuse dans les compartiments du corps, comment elle est transformée puis stockée ou éliminée. Ils ont pour cela développé des méthodes d'études de nature expérimentale, c'est-à-dire que les chercheurs ont la possibilité de modifier un paramètre, celui dont on veut étudier l'effet, tous les autres étant maintenus constants.

Ces expérimentations peuvent être réalisées chez des animaux au laboratoire pour des études de toxicité aiguë (quelques heures ou jours d'exposition) ou chronique (plusieurs mois d'exposition). C'est ainsi, par exemple, que l'on teste la cancérogénicité d'une substance en utilisant des espèces de rongeurs qui sont exposées durant leur vie entière (environ deux ans, ce type d'étude coûtant souvent plus d'un million d'euros).

Des modèles de culture de tissus ou de cellules sont aussi utilisés. Ils permettent de comprendre les mécanismes d'action des substances. Des tests standardisés ont été mis au point dont le plus connu est le test d'Ames qui évalue la mutagénicité sur un modèle bactérien.

Cette approche toxicologique permet assez facilement de conclure à une relation causale et elle a fourni de nombreuses connaissances. Mais elle se heurte à deux difficultés principales. La première est la difficulté à reproduire au laboratoire des conditions d'exposition identiques à celles réellement rencontrées chez l'homme. La seconde est l'extrapolation des résultats d'un système expérimental au laboratoire à ce qui se passe réellement dans l'espèce humaine. Enfin, dans de nombreux pays, l'utilisation d'animaux vivants pour les études soulève de vifs débats éthiques.

3. **L'épidémiologie.** – L'approche épidémiologique s'intéresse à la répartition des problèmes de santé dans les populations humaines. Épi, demos, logos : étymologiquement, la science de ce qui s'abat sur le peuple. Jusqu'au XIXe siècle, l'épidémiologie concernait l'étude des épidémies de maladies infectieuses et on a vu comment Snow a utilisé l'outil épidémiologique pour combattre le choléra. L'interaction entre l'homme et son environnement renvoyait alors au phénomène de contagion. Au XXe siècle, l'augmentation de la durée de vie, de la fréquence des maladies chroniques (cancers, maladies cardiaques, rhumatismales...), les progrès des outils statistiques et informatiques, ont abouti à une extension de l'objet de l'épidémiologie qui s'intéresse désormais à tous les problèmes de santé chez l'homme, pour les décrire, les quantifier et en identifier les causes.

L'épidémiologiste observe : dans les populations, il y a des malades et des non-malades, des personnes exposées et d'autres qui ne le sont pas. On peut dès lors étudier le lien entre le fait d'être exposé et le fait d'être malade. Mais l'épidémiologiste ne peut pas, pour des raisons éthiques évidentes, décider d'exposer volontairement des humains pour savoir si l'exposition a des effets délétères. L'épidémiologie est donc une science d'observation comme l'est l'astronomie ou l'économie. Autant les sciences expérimentales permettent aisément des conclusions causales (seule la variation du paramètre manipulé au laboratoire permet d'expliquer les variations des effets biologiques), autant les sciences d'observation imposent une discussion soigneuse et rigoureuse avant de pouvoir conclure à la causalité. En règle générale, une seule étude épidémiologique est insuffisante pour pouvoir conclure qu'une relation observée est de nature causale. La contribution de l'épidémiologie à la compréhension du lien entre l'environnement et la santé est majeure. Elle a permis par exemple d'établir la cancérogénicité du benzène et celle du formaldéhyde, les dangers cardiaques et pulmonaires de la pollution atmosphérique urbaine, la toxicité du cadmium sur les reins ou les effets du dibromochloropropane sur la fertilité des travailleurs exposés.

Le fait que les maladies ne soient pas réparties aléatoirement au sein de la population est ce qui fonde cette démarche. Car il devient dès lors possible de décrire cette irrégularité, mais aussi de la prédire grâce à l'identification des facteurs associés, au plan statistique, à une concentration plus importante de problèmes de santé au sein de certains groupes. Prévenir devient alors envisageable à deux conditions : la première est que ces facteurs jouent un rôle causal. La seconde est que ces facteurs soient modifiables.

Décrire, prédire, prévenir sont trois fonctions de l'épidémiologie auxquelles correspondent trois types d'études. D'abord, les études descriptives qui répondent à des questions de base (qui est malade, quand est-on malade, où est-on malade ?) mais qui ne permettent pas de juger la causalité. Ensuite, les études analytiques (ou étiologiques), fondées sur la comparaison d'un ou plusieurs groupes constitués pour tester des hypothèses précises formulées en termes de causalité. Enfin, les études évaluatives qui mesurent l'impact des actions de prévention. Par exemple, on a pu vérifier que l'introduction de l'essence sans plomb s'est traduite par une baisse de la plombémie chez les enfants des grandes villes.

Les résultats des études épidémiologiques peuvent sembler faciles à comprendre alors qu'en réalité, leur interprétation demande beaucoup de soins. Il n'est pas possible dans le cadre de ce livre de rentrer dans les détails de la complexité des études épidémiologiques, notamment les études analytiques, mais il faut toujours garder deux phénomènes à l'esprit. D'une part, il existe une grande variabilité spatio-temporelle de l'exposition humaine aux polluants de l'environnement. La susceptibilité de chaque individu aux agresseurs de l'environnement est aussi très variable. Si la proportion de personnes susceptibles ou vulnérables est faible, l'effet sera dilué dans la population et difficile à détecter. D'autre part, dans une étude épidémiologique sur le rôle d'un facteur d'environnement, si des erreurs sont commises sur la mesure de l'exposition, cela aboutira, le plus souvent, à diminuer la capacité de l'étude à mettre en évidence le facteur de risque recherché. C'est une question de puissance statistique. Cela représente la plus grande des difficultés à laquelle se heurte l'application des méthodes épidémiologiques dans le domaine de l'environnement.

Ces difficultés sont extrêmes quand survient dans un lieu et un temps limités une série de quelques cas d'une même maladie. On parle d'agrégat spatio-temporel en français et de *cluster* en anglais. Parfois, une investigation soigneuse permet d'identifier une cause environnementale commune à ces cas. Mais bien souvent, le mystère reste entier et avec lui, l'inquiétude de la population demeure.

4. **Les approches *in calculo*.** – Ainsi, aucune des deux grandes disciplines scientifiques permettant d'étudier les effets des facteurs d'environnement sur la santé de l'homme n'est exempte de faiblesses. De fait, en quelque cinquante ans de travaux scientifiques modernes, il n'a été possible d'obtenir des certitudes sur les dangers des xénobiotiques que pour quelques centaines de polluants comme l'arsenic, les fibres d'amiante ou le radon. Or, il y a environ 100 000 substances chimiques commercialisées, et, chaque année, un millier de substances nouvelles sont mises sur le marché. Leur étude toxicologique ou épidémiologique est hors de portée pour des questions de temps et d'argent et d'ailleurs 70 % d'entre elles n'ont pas été testées avant d'être utilisées.

La concordance des résultats de l'épidémiologie et de la toxicologie n'est pas toujours bonne. Ainsi, la fameuse dioxine de Seveso, un des plus puissants cancérogènes connus chez l'animal, a demandé vingt ans de travaux épidémiologiques pour que sa cancérogénicité soit démontrée chez l'homme.

L'homme vit dans un environnement contaminé par de multiples substances. L'étude de chacun des polluants pris un par un, comme celle des différents milieux pris isolément, ne permet pas de rendre compte de cette complexité. C'est pour faire face à cette complexité que de nouvelles méthodes fondées sur la modélisation mathématique ont été proposées depuis une vingtaine d'années. Ces méthodes *in calculo* forment aujourd'hui la démarche d'évaluation quantitative des risques qui sera détaillée au chapitre IV.

IV. – Deux notions clés : l'exposition et la dose

Dans l'analyse des relations entre l'environnement et la santé, le cœur du problème réside dans la capacité à évaluer correctement les expositions et les doses. C'est cette difficulté qui est la principale explication de l'incertitude qui caractérise souvent les débats sur le rôle de l'environnement sur la santé de l'homme. C'est elle qui créé le paradoxe essentiel de notre problématique.

L'exposition est l'intensité du contact entre l'homme et les agents présents dans les différents milieux. Elle désigne la rencontre entre les personnes et les agents présents dans les milieux. L'exposition aux facteurs environnementaux peut être aiguë, chronique, discontinue ou continue et alternée. La situation actuelle se caractérise avant tout par des expositions de faibles niveaux mais chroniques et multiples avec des interactions complexes. L'estimation de l'exposition est donc une tâche ardue. On dispose de méthodes directes et indirectes. Ces dernières permettent de classer de façon comparative les expositions au sein des populations. On arrive ainsi à des échelles par exemple à quatre niveaux : non exposé, peu exposé, moyennement exposé, très exposé. On utilise pour cela des questionnaires ou des informations comme le lieu du domicile, la nature des tâches au travail, etc. Les méthodes directes sont fondées sur des mesures biologiques. Ainsi, pour certains composés toxiques persistants et mesurables dans les fluides biologiques ou les tissus (comme les métaux lourds ou les substances organochlorées), on peut réaliser des mesures dans le sang, les urines, les cheveux ou le tissu graisseux et avoir ainsi une appréciation quantifiée de l'imprégnation des polluants toutes sources d'exposition confondues. Le biomesurage est la voie de l'avenir.

Cependant, la seule connaissance de l'exposition est insuffisante pour une compréhension complète de la relation entre l'environnement et la santé. Car, *in fine,* c'est bien la quantité de la substance effectivement active sur les cibles au sein de l'organisme humain qui va déterminer son effet. Il y a donc une différence essentielle à faire entre les notions de contamination, d'exposition et de dose. La contamination concerne la qualité des différents milieux. Un milieu très dégradé ne constitue pas nécessairement une menace pour l'humain. S'il n'existe pas de possibilité de contact entre un individu et ce milieu dégradé, on a peut être un problème écologique à résoudre, mais pas un problème de santé publique. Ce qui compte, de ce point de vue, c'est la dose biologiquement active, c'est-à-dire la quantité de polluant qui atteint les organes cibles susceptibles de voir leur fonctionnement altéré. Or, la connaissance de cette dose est fort difficile à obtenir, et c'est pourtant la clé du lien entre l'environnement et la santé.

Il importe donc de distinguer présence de substances dans les milieux, concentration, exposition et dose. Plusieurs associations ont mené des campagnes de mesure des substances chimiques présentes dans les produits de consommation ou le sang de certaines personnalités et ont publié des listes impressionnantes de résultats. Plus les capacités analytiques se développeront, plus on trouvera de produits dans le sang et les tissus mais cela ne permet pas d'estimer un risque. Il faut connaître l'évolution chronologique des expositions et des doses et la part respective des différentes sources d'exposition.

Chapitre III

LES NOUVEAUX VISAGES DES RISQUES SANITAIRES LIÉS À L'ENVIRONNEMENT

Les analyses globales révèlent le poids de l'environnement dans la survenue des maladies, mais les approches monodisciplinaires (toxicologie et épidémiologie), qui ont engendré de nombreuses connaissances, sont aujourd'hui en difficulté pour établir des liens spécifiques entre les agents environnementaux et les problèmes de santé. Ce paradoxe est le terreau de bien des controverses et d'incompréhension entre les différents acteurs. Pour le dépasser, il faut mettre le concept de risque au cœur de la problématique.

I. – Risques et dangers

La distinction entre le risque et le danger est fondamentale. Le danger (*hazard* en anglais) est une propriété pathogène. C'est une possibilité, une éventualité, une capacité de créer un dommage. Le risque (*risk* en anglais) est un indicateur de la vraisemblance de la réalisation du danger. C'est la probabilité que le danger survienne. Un risque nul signifie que le danger ne se produira pas. Un risque de 1 indique un danger inéluctable.

Le risque est un terme couramment utilisé. S'y associent alors les notions de danger, de péril, de dommage, de chance (ou de malchance), d'accident, d'aléas, et l'on sent bien, intuitivement, la double polarité du terme : objective, c'est-à-dire liée à la fréquence du phénomène, et subjective, liée à la manière dont celui-ci est perçu et redouté. Pour les scientifiques, le concept de risque n'est pas univoque. L'épidémiologiste, le psychologue, l'économiste, le sociologue, le mathématicien ont chacun une définition de ce terme. Nous nous référons ici à la conception épidémiologique du risque.

L'étymologie du mot risque reste discutée. Plusieurs origines sont proposées : *resecum* (ce qui coupe et aussi l'écueil) ; *rixicare* (la querelle) ; *rhiza* (la racine, en grec) ; *rizq* (le sort en arabe mais aussi la ration journalière du soldat). L'usage de ce terme se répend à la Renaissance où elle évoque la notion de perte des marchandises transportées par voie maritime. D'où son emploi dans le monde des assurances.

En épidémiologie, le risque d'une maladie est sa fréquence dans la population. Plus rigoureusement, c'est une probabilité, celle de la survenue des nouveaux cas (l'incidence) d'un problème défini, au sein d'une population donnée, pendant une période déterminée. La prévalence, qui désigne le nombre total de cas, n'est pas une mesure du risque.

Un véhicule qui brûle un feu rouge est un danger par le traumatisme qu'il peut créer. La probabilité que ce véhicule tue ou blesse quelqu'un sera fonction de sa vitesse, du nombre de personnes se trouvant sur son passage, de l'expérience du conducteur, du comportement des piétons, etc.

Une telle conception est particulièrement pertinente pour l'étude de la relation environnement – santé. Le risque, ainsi défini, permet d'analyser les problèmes de santé au sein des populations. Il prend en compte la multifactorialité des maladies. Une telle approche rompt avec la conception déterminisme de la santé (une cause entraîne nécessairement un effet) en faveur d'une conception probabiliste (un faisceau de facteurs augmente la probabilité que survienne un ensemble de maladies).

La capacité d'estimer les risques et de les comparer est donc essentielle pour analyser les conséquences d'une exposition sur la santé de l'homme. C'est un concept permettant aux différentes disciplines scientifiques de dialoguer entre elles.

Plusieurs méthodes d'évaluation des risques couramment utilisées en milieu professionnel, comme l'AMDEC (Analyse des modes de défaillance, de leurs effets et de leurs criticités), font du risque une combinaison de la probabilité d'apparition et de la gravité des conséquences. Cette manière de faire n'est pas correcte aux plans théorique et mathématique. Les résultats en sont un indice présenté comme permettant de juger l'acceptabilité du risque. En fait, cette approche conduit à une confusion, et son résultat n'est pas un véritable risque, lequel est une valeur comprise entre 0 et 1. Seul un risque formulé en termes de probabilité permet de clarifier la situation et de discuter les choix de prévention sur une base explicite.

Mesures et significations du risque. – Pour quantifier les risques sanitaires et identifier les facteurs de risques (les facteurs associés à une modification de la probabilité du danger), l'épidémiologie procède par comparaison entre différents groupes (celui possédant le facteur étudié étant appelé groupe exposé). Cinq types d'indicateurs peuvent être calculés.

Le risque de base (RB) correspond à la probabilité de survenue d'un problème de santé dans la population générale.

Le risque relatif (RR) est le rapport entre les risques des deux groupes comparés. Si deux groupes, l'un exposé à un facteur et l'autre non exposé, ont le même risque, le risque relatif sera égal à 1. Un RR valant 5 signifie que le groupe exposé a un risque cinq fois plus grand que celui du non-exposé.

L'excès de risque (ER) est la différence entre le risque chez les exposés et celui chez les non-exposés. Il représente la partie supplémentaire du risque qui est liée au fait d'être exposé. En effet, ce serait une erreur de considérer que la totalité du risque observé dans le groupe exposé est due à cette exposition. Il faut retrancher du risque chez les exposés le RB qui serait survenu de toute façon.

Le risque attribuable (RA) est l'excès de risque rapporté au risque du groupe exposé. Il s'exprime en pourcentage et indique la proportion du risque qui est attribuable à une exposition particulière, si celle-ci est causale. On parle aussi de fraction étiologique du risque chez les exposés (FERe).

La fraction étiologique du risque en population générale (FERp) est l'excès de risque dans toute la population (regroupant les exposés et les non-exposés) lié à l'exposition causale étudiée. Elle estime le nombre de cas théoriquement évitables si on supprimait complètement l'exposition. Elle se calcule en multipliant la

FERe par la proportion de personnes exposées dans la population considérée.

Les formules correspondantes sont dans l'encadré ci-dessous.

> I_e = incidence chez les exposés
> I_o = incidence chez les non-exposés
> P_e = proportion de personnes exposées
>
> ❶ RR = risque relatif = I_e/I_o
> ❷ Risque en excès : $I_e - I_o$ = excès de risque (ER)
> ☞ risque imputable à l'exposition chez les exposés
> ❸ Risque attribuable (RA) : ER/I_e
> Équivalent : (RR – 1)/RR = Fraction étiologique du risque chez les exposés (FERe)
> ☞ Proportion du risque due à l'exposition chez les exposés
> ❹ Fraction étiologique en population générale
> FERp = RA × P_e
> Équivalent : P_e (RR – 1)/1 + P_e(RR – 1)
> ☞ Cas évitables dans la population totale (si la causalité est démontrée).

Ces différents indicateurs de risque ont chacun un sens particulier et une utilité spécifique. Le RR intéresse surtout le chercheur car il reflète la force pathogène d'un facteur d'exposition. Il constitue un critère majeur permettant d'affirmer le caractère causal d'une relation observée. Les indicateurs tels que l'ER ou les FER concernent avant tout les acteurs qui ont besoin d'une vision populationnelle pour prendre des décisions.

Un même RR peut correspondre à des RB différents. Ainsi, si I_e est de 4/100 000/an et I_o est de

2/100 000/an, le RR vaut 2. Il vaudra 2, également, si ces risques sont respectivement de 5 % et 2,5 %. Mais dans un cas l'excès de risque est de 2/100 000/an, ce qui est faible, alors que dans l'autre, il est de 2,5 %, ce qui est considérable. L'ER fournit ainsi aux décideurs une indication sur les bénéfices à attendre d'une action de prévention.

II. – Des risques individuels faibles mais des risques collectifs forts

La grande difficulté de l'épidémiologie environnementale (écoépidémiologie) est d'identifier des causes associées à une augmentation faible des risques. Après des découvertes initiales telles que le rôle cancérigène du tabac, de l'alcool et du virus de l'hépatite B, des expositions caractérisées par un RR de 10 à 50 de cancers (poumons, œsophage, foie), l'épidémiologie est maintenant confrontée à des expositions environnementales diffuses, comme la pollution de l'air ou des sols, auxquelles sont associées des RR faibles, inférieurs à 2.

Lorsque le RR vaut 10 ou plus, on parle de relation forte et, en général, sa causalité est facile à démontrer. Autour d'une valeur de 5, la relation est de force moyenne. En dessous de 2, Il s'agit d'associations faibles dont la causalité est difficile à démontrer. Plusieurs raisons peuvent expliquer de faibles associations. D'abord, au plan biologique, certains agents ont intrinsèquement une action toxique peu puissante car l'organisme a des moyens d'en limiter l'impact. Ensuite, un agent peut avoir un fort potentiel toxique mais les niveaux d'exposition sont peu importants.

Seules les personnes sensibles exprimeront alors une manifestation pathologique. Si les facteurs d'hypersensibilité sont inconnus ou s'ils sont rares dans la population, le danger sera masqué par le risque de base. Les facteurs de susceptibilité peuvent être physiologiques (l'âge), génétiques, médicaux (pathologies associées), environnementaux (expositions multiples) et sociaux (conditions de vie, accès différentiel aux soins...). Enfin, la situation peut être liée à des artefacts méthodologiques, à des biais. En écoépidémiologie, deux biais jouent un rôle important. D'une part, les erreurs de classification des expositions. Cela se produit lorsque dans une étude des personnes peu exposées sont considérées comme l'étant beaucoup ou inversement. La conséquence en est qu'en règle générale, le RR observé est inférieur au RR réel et l'association est donc moins nette que ce qu'elle est vraiment, ce phénomène se traduisant par une perte de puissance. Par exemple, prenons un RR de 5 avec dans la population deux tiers de personnes exposées et un tiers de personnes non exposées. Si une étude épidémiologique classe par erreur la moitié des exposés parmi les non-exposés, le RR observé ne sera plus 5 mais 1,7.

D'autre part, un autre biais important à discuter dans les études d'observation sont les facteurs de confusion. Un facteur de confusion est un facteur qui est lié à la fois au facteur F d'environnement dont on étudie le rôle et à la maladie M à laquelle le facteur F est associé. Ainsi, on a observé que la basse altitude était liée au risque de choléra. Mais, comme Snow l'a montré, la cause réelle était la qualité de l'eau, elle-même liée à l'altitude qui ne joue en fait aucun rôle propre dans la survenue de cette maladie.

Bien souvent, ces biais coexistent poussant ainsi l'outil épidémiologique à la limite de ses capacités de détection et cela d'autant plus si la maladie est rare, si elle est difficile à diagnostiquer de façon certaine, si l'exposition est ardue à estimer, et si la latence entre l'exposition et la survenue de la maladie est longue.

La question de la puissance statistique est donc cruciale. Par exemple, soit un ER de cancer de 1 ‰ (l'exposition à un facteur d'environnement associé à un tel ER serait considéré comme important). La probabilité de décès par cancer pour la vie entière est de 0,22. Le I_e que l'on cherche à détecter est donc de 0,221, soit un RR très faible de 1,0045. C'est un exemple de dissociation entre un RR qui pourrait sembler négligeable, alors que l'ER correspondant ne l'est pas. Pour obtenir une puissance de 80 % de mettre en évidence une différence entre les deux groupes au seuil habituel de 5 % pour un test bilatéral, il faut environ 210 millions de personnes-années d'observation dans le cadre d'une étude comparant des exposés et des non-exposés, ce qui peut représenter par exemple 70 millions de personnes à suivre pendant trois ans.

Dans une étude cas-témoins rétrospective, avec un témoin pour un cas et une fréquence d'exposition de 10 % chez les témoins, si on dispose de 100 cas, on aura 80 % de chances de détecter un RR de 3 en acceptant conventionnellement un risque de conclure à tort de 5 %. Dans les mêmes conditions, si le RR à détecter est de 1,5, ce qui est assez courant en écoépidémiologie, alors la taille de l'échantillon nécessaire est presque dix fois plus importante. Et si le RR est de 1,1, ce que l'on rencontre souvent en matière de relation entre la pollution atmosphérique et la mortalité, il faudrait alors 18 500 cas.

Ainsi, la taille de la population d'étude est un facteur crucial pour qu'une étude épidémiologique puisse retrouver un excès de risque qui existe réellement.

Il faut donc garder à l'esprit que le paramètre clé à prendre en considération dans cette discussion sur le rapport entre risque individuel et risque collectif est l'importance de la population exposée qui influence fortement la valeur de la FERp. Le bénéfice sanitaire de la prévention peut être plus fort dans le cas d'un RR peu élevé (par exemple 2) mais concernant de nombreuses personnes que dans celui d'un RR fort (par exemple 15) concernant un groupe de taille restreinte. Le tableau ci-dessous précise la variation de la FERp en fonction de la prévalence de l'exposition P_e.

RR	*RA (exposés)*	*Pe*	*FERpg*
5	4/5 = 0.8	0.01	0.04/1.04 = 0.038
5	4/5 = 0,8	0,4	1.6/2.6 = 0,61
25	24/25 = 0.96	0.01	0.24/1.24 = 0.193
1.5	0.5/1.5 = 0.33	1	0.5/1.5 = 0.33

Si les risques individuels liés aux facteurs de l'environnement sont désormais faibles (principalement parce que les doses sont faibles), ce qui fait l'importance du problème de santé publique est la taille de la population exposée. Un RR de 1,5 peut expliquer 33 % des cas dans la population si tout le monde est exposé. C'est le cas, par exemple, pour la pollution atmosphérique. Ainsi, l'analyse des relations entre l'environnement et la santé passe obligatoirement par une meilleure connaissance des expositions dans la population.

Ces considérations justifient qu'en matière d'évaluation de risque, les trois critères à considérer sont le risque de base dans la population générale, la proportion de personnes exposées et la valeur du RR, ce qui permet d'estimer l'excès de risque.

III. – Une prolifération de nouveaux dangers

La compréhension moderne de la relation entre l'environnement et la santé suppose donc de maîtriser les concepts de risques et de dangers et de comprendre que le poids d'un facteur de risque est plus lié à la taille de la population exposée qu'à la valeur du RR.

Or, les risques sanitaires prennent de nouveaux visages avec une prolifération de dangers liés à l'évolution des conditions de vie, de production et de travail qui créent précisément une diffusion massive des expositions. Trois signaux d'alerte inquiètent : une épidémie d'épidémies, une multiplication des facteurs de risque, des évolutions environnementales rapides au niveau global.

1. **Nouvelles menaces.** – Les dangers dits émergents sont ceux qui sont nouvellement apparus, qui se sont récemment répandus ou qui étaient déjà connus mais dont la portée géographique s'est accrue. Au cours des deux dernières décennies, ce type de danger est survenu de façon de plus en plus fréquente. On pense évidemment au sida, un virus qui n'est pas nouveau, mais qui a pris une forme épidémique depuis 1981 en raison de

modifications des modes de vie et de transport. Les fièvres hémorragiques virales seraient favorisées par des modifications aux pratiques agricoles, alors que celle causée par le virus Ebola en Afrique pourrait être liée à la déforestation. En Amérique du Nord, la maladie de Lyme entraînant des manifestations neurologiques, cardiaques ou arthritiques, est transmise par une tique. L'exposition s'est accrue avec les activités de plein air en milieu forestier ainsi qu'au développement de banlieues dans des zones forestières. En 1999, le virus de la fièvre du Nil occidental, habituellement confiné à l'Afrique du Nord et à l'Asie du Sud, est apparu à New York où il a fait plusieurs victimes.

On ne fera pas ici la liste exhaustive de ces nouveaux agents infectieux (légionellose, colibacilles O157 : H7, l'agent de la maladie de la vache folle, etc.), mais on mentionnera les virus respiratoires très contagieux, comme le SRAS, qui créent des menaces redoutables en raison de la rapidité de leur diffusion avec les transports aériens. Il faut aussi souligner l'apparition de souches bactériennes résistantes aux antibiotiques.

Ces nouvelles épidémies sont souvent liées à un passage animal-homme facilité dans certaines régions par des élevages intensifs doublés d'une promiscuité au niveau de l'habitat.

Les nouveaux dangers ne sont pas qu'infectieux. Ainsi, les maladies allergiques flambent à commencer par l'asthme dont la fréquence a doublé en quinze ans, mais aussi l'eczéma. Certaines maladies chroniques sont aussi d'incidence croissante comme les maladies inflammatoires ou certains cancers comme les lymphomes, les tumeurs du cerveau ou les mésothéliomes.

2. **Nouveaux facteurs de risques.** – Il faut prendre conscience du fait que jamais l'homme n'a eu une capacité aussi importante de produire autant de nouveaux facteurs pouvant potentiellement altérer la santé. En particulier, la possibilité de fabriquer de nouvelles substances chimiques (plusieurs milliers chaque année) n'a jamais été aussi grande. La charge chimique atmosphérique, hydrique ou alimentaire est croissante. Certes, la pollution atmosphérique urbaine, contrairement à une idée largement répandue, a diminué depuis les années 1950. Mais si cela est vrai pour les polluants classiquement surveillés (SO_2, NO_2, fumées noires, plomb), le nombre de composés organiques volatils, comme le benzène, issus notamment des carburants automobiles, augmente. Les particules ultrafines ou les composés issus des réactions photochimiques, dont l'ozone troposphérique est le chef de file, sont de nouveaux motifs d'inquiétude.

La ressource en eau est menacée par l'utilisation extensive des engrais azotés et des pesticides. Les étiquettes d'emballage donnent une idée de la complexité de la composition des aliments de consommation courante.

Les facteurs de prolifération des nouveaux risques sont innombrables. Nous voulons plus de confort (eau chaude, chauffage, ventilation, climatisation), cela implique un accroissement de l'exposition aux légionelles. Nous voulons nous transporter vite à faible coût, cela transforme notre relation avec les agents biologiques, cela contribue à la pollution atmosphérique et au réchauffement climatique. Nous avons des aliments plus disponibles en toutes saisons et en tous lieux, une industrialisation qui a produit par exemple la maladie de la vache folle. Nous voulons des soins médicaux performants et nous produisons de multiples techniques invasives donc contaminantes, une résistance étendue aux antibiotiques donc des épidémies dues à des germes non traitables. Nous introduisons aussi sans cesse de nouveaux matériaux dans le corps. Nous voulons pouvoir communiquer en permanence : aucune technologie ne s'est diffusée aussi vite dans l'histoire de l'humanité que la téléphonie portable qui a bouleversé notre environnement électromagnétique. Nous ne voulons plus voir nos déchets dans des décharges, mais il a fallu une série de négligences pour les rejets atmosphériques de l'incinération soient vraiment maîtrisés. Et avec l'apparition des nanotechnologie et la capacité de produire des matériaux de taille extrêmement réduite, c'est à la fois une nouvelle révolution industrielle qui se prépare avec des perspectives d'avancées considérables, notamment en matière de thérapeutique, mais aussi des possibilités de nouvelles formes de toxicité car on sait déjà que les nanoparticules ont la capacité de passer les membranes cellulaires, la barrière placentaire, la barrière hémato-encéphalique et qu'elles peuvent ainsi atteindre tous les organes. Il est de plus évident que le développement industriel va beaucoup plus vite que la possibilité d'évaluer scientifiquement les dangers potentiels des nanoproduits.

Les modes de production se sont industrialisés et dans ce contexte toute erreur sur la chaîne de production peut avoir des impacts sanitaires à des dizaines de kilomètres de la source (ce fut le cas lors de la grande épidémie de légionellose dans de nord de la France en 2004), voire à des milliers de kilomètres du lieu de production comme l'épisode de la vache folle l'a montré à la suite de la modification d'un process de production. De même, l'essor des nanotechnologies ouvre des perspectives séduisantes mais ne sera pas sans poser des problèmes toxicologiques complexes. De façon générale, si la qualité des produits de consommation fait l'objet d'une surveillance étroite, il n'en est pas de même des procédés de production, et cela constitue un talon d'Achille en santé environnementale.

Nos modes de vie évoluent rapidement. Les enfants sont socialisés de plus en plus jeunes. Les bâtiments neufs sont de mieux en mieux isolés – économies d'énergie obligent – et, dans le même temps, de nouveaux matériaux de synthèse sont entrés dans la composition des meubles, des peintures, des murs et des sols avec, de surcroît, une multitude de produits de nettoyage ou de bricolage dont l'utilisation ne peut pas être contrôlée comme cela est fait en milieu professionnel.

Ainsi, les conditions de vie sur terre se sont plus transformées au cours de ce siècle que depuis le début de l'humanité. La question est aussi celle de la rapidité de ces changements et de la capacité des organismes humains à s'y adapter. De ce point de vue, on peut dire que le monde actuel est à la fois plus sûr, mais aussi plus risqué.

3. **Nouvelle écologie planétaire : mondialisation, urbanisation, changement climatique.** – Nouveaux dangers, nouvelles conditions d'exposition et nouveaux facteurs de risque : ces trois éléments conjugués suffiraient à eux seuls à justifier une mobilisation de grande ampleur. Mais il y a de surcroît des phénomènes globaux qui menacent l'ensemble de la planète.

Ainsi, l'urbanisation est désormais quasi totale avec des concentrations humaines considérables, ce qui signifie, en termes épidémiologiques, un accroissement du nombre de personnes potentiellement exposées aux agents de l'environnement. En termes sociaux, cela se traduit aussi par l'apparition de phénomènes de précarisation et d'exclusion dont les conséquences amplifient les effets toxiques. En termes démographiques, le vieillissement s'accompagne inévitablement d'une augmentation de la prévalence des problèmes de santé et d'une fragilité face aux agressions environnementales.

À cela s'ajoutent des phénomènes planétaires (amincissement de la couche d'ozone, accroissement de l'effet de serre) dont les conséquences pourraient menacer la présence même de l'homme sur la terre.

On découvre depuis les tempêtes de Noël en 1999, la canicule de l'été 2003, le tsunami de janvier 2005 et l'ouragan Katrina d'août 2005, un nouveau type de situations qui touchent simultanément plusieurs pays et divers secteurs de la société. Leur envergure dépasse de loin les capacités de réponses habituelles. Ces crises ont un retentissement considérable en raison de leur ampleur et de la vulnérabilité de notre monde qu'elles révèlent. Ces nouveaux dangers créent non seulement d'importants impacts directs, mais aussi de gigantesques impacts indirects et difficiles à prévoir. On peut parler ici de « crises totales ». Elles conjuguent les facteurs physiques de l'environnement, les facteurs organisationnels du système de soins, les facteurs sociaux et économiques, une dimension diplomatique. Elles révèlent les fractures de nos sociétés. La menace de pandémie grippale illustre cette notion. Notre société sera-t-elle capable de faire preuve d'autant de « résilience » (capacité à surmonter) que le monde de l'après-Première Guerre mondiale qui en deux ans a vu 50 millions de morts s'ajouter à ceux de la guerre (cela représente 300 000 morts par jour au pic de l'épidémie) ? C'est un doublement de la mortalité annuelle pour un pays comme la France (400 000 décès). Une société rurale, peu dépendante de la technologie, habituée à respecter les instructions des autorités, peu informée par les médias, influencée par les autorités religieuses, a pu absorber la plus grande épidémie de l'histoire. Comment réagira une population urbanisée, dont l'activité implique de multiples dépendances (électricité, informatique, électromagnétisme, transports, approvisionnements...), dont l'économie est organisée en flux tendus, dans laquelle l'individualisme est devenu une valeur dominante avec une omniprésence des médias et un éloignement de la maladie et de la mort qui fait de tout décès prématuré un objet d'indignation et de scandale ?

Ce sont les fondements même de l'organisation de nos sociétés qui sont menacés par ces nouveaux dangers. Parce qu'ils sont à la fois plus nombreux et plus graves et que c'est justement la manière dont notre vie est organisée sur notre planète qui a conduit à en accroître la fréquence et la gravité.

Ces événements d'ampleur toujours plus grande interrogent et mettent à l'épreuve nos systèmes de valeurs (l'équité à la Nouvelle-Orléans, la solidarité dans le cas de l'épidémie de sida), mettent en jeu des symboles puissants (sang, marée noire), suscitent une contestation des responsables, des vagues de protestations et d'indignations qui peuvent déstabiliser les pouvoirs établis.

Tandis que les dangers classiques suivaient une stratification sociale claire, intangible, assez facile à prévoir et à mettre en évidence, ces nouveaux risques font apparaître d'autres clivages plus complexes. Ils peuvent concerner, de façon analogue, les riches touristes recherchant le soleil pour les fêtes de fin d'année et les pêcheurs pauvres de l'océan Indien. Toute la représentation des risques s'en trouve bouleversée.

À ces menaces s'ajoute celle du terrorisme de masse, voire d'une attaque bioterroriste utilisant soit l'arme infectieuse, soit les toxiques ; de tels actes de malveillance pourraient avoir des conséquences beaucoup plus graves que les attaques perpétrées jusqu'ici dans le monde, y compris celles du 11 septembre 2001.

Il faut aussi réaliser que le contexte international a changé. D'un pays protégé par ses frontières, la France, à l'instar des autres pays développés, est devenue une terre d'échanges de biens et de personnes. La mondialisation concerne aussi le monde microbien. On mesure notre fragilité face à une telle menace lorsque l'on réalise que chaque jour voyagent entre la France et l'Asie continentale plus de 5 000 personnes. Comment contrôler de tels flux en cas de pandémie grippale ?

Un tel tableau semble apocalyptique. Mais il ne faut pas oublier non plus que les évolutions technologiques ont aussi concerné l'efficacité de la médecine, l'amélioration des contrôles de qualité, les systèmes de surveillance permettant de détecter les risques de plus en plus tôt. Ainsi, l'épidémie de sida a été détectée aux États-Unis à partir de 19 cas d'immunodéficience acquise, ce qui est une performance épidémiologique. De même, une dizaine de cas humains a suffi pour comprendre que l'encéphalopathie spongiforme bovine prenait la forme d'une nouvelle maladie humaine.

Il est difficile de trouver un juste équilibre entre l'alarmisme et la négligence. Il ne faut pas se laisser anesthésier par des affirmations faciles comme « le progrès fait peur, mais l'espérance de vie augmente, n'est-ce pas l'essentiel ? ». Si l'espérance de vie s'accroît, c'est surtout grâce aux gains sanitaires obtenus dans les premières années de la vie. Cela ne doit pas faire illusion sur l'état de santé de l'ensemble de la population et ne préjuge pas des risques futurs.

D'une certaine manière, l'homme n'a jamais été aussi vulnérable mais il n'a jamais été aussi bien protégé. Dans ce paradoxe, l'important est d'apprendre à décider en intégrant le long terme et non plus seulement sur la base d'une vision à court terme. Et c'est là que les nouvelles méthodes d'évaluation des risques viennent prendre leur place.

IV. – **La figure de l'incertitude**

L'incertitude est véritablement un dénominateur commun à de nombreuses questions de santé environnementale. Ce n'est pas seulement que l'information sur la toxicité des facteurs d'environnement soit difficile à rassembler ou que la démarche épidémiologique ne soit pas toujours mobilisée à bon escient. Les risques liés à l'environnement présentent comme nous l'avons vu des caractéristiques intrinsèques qui rendent difficiles leur mise en évidence et leur quantification. Les niveaux de risque sont en général faibles pour chaque individu, ce qui signifie qu'ils sont délicats à identifier avec certitude et à quantifier. Les humains sont exposés simultanément à une multitude de substances. De nombreux facteurs de risque sont créés sans que leur toxicité ait été évaluée avant leur introduction dans notre environnement. Il est difficile d'estimer de façon quantitativement fiable ce type d'exposition.

Corrélativement, nous avons vu la faiblesse des systèmes d'information actuels et leurs difficultés à éclairer la relation environnement-santé. L'erreur à ne pas commettre serait de considérer qu'un phénomène invisible, parce qu'on n'a pas les moyens de le voir, n'existe pas.

L'évaluation quantitative des risques émerge dans ce contexte comme une discipline à part entière qui propose des règles permettant d'utiliser les connaissances disponibles pour borner cette incertitude qui fait que le décideur est quasiment toujours condamné à agir avec le double risque permanent de sur-réagir ou de sous-réagir.

Dans cette situation d'incertitude, le recours à la norme est une tentation. Si la norme est dépassée, il faut agir. Si elle ne l'est pas, il n'y a pas de problème. La notion de normes conserve, bien sûr, son utilité comme guide de pratique, mais elle ne peut pas constituer le seul repère d'évaluation des risques pour la décision. Il faut relativiser le rôle des normes. D'une part, parce qu'il est parfois difficile de proposer des normes ayant un bien-fondé sanitaire lorsqu'il existe d'importantes incertitudes scientifiques. De fait, il existe peu de normes valides. D'autre part, parce que de nombreux toxiques, y compris des toxiques systémiques comme le plomb, semblent agir sans seuil.

Dans la relation environnement-santé, les sources d'incertitude sont donc très nombreuses : absence de connaissances sur les nouveaux facteurs de risque, connaissances contradictoires sur les facteurs de risque anciens, causalité douteuse, relations et doses faibles, difficultés à reconstituer les niveaux d'exposition, manque de puissance statistique, etc. L'incertitude est dite primaire lorsqu'on a une absence totale de connaissances sur un sujet. Le thème n'a jamais été étudié ou, s'il l'a été, cela n'a pas permis d'aboutir à une conclusion formelle. L'incertitude est dite secondaire lorsqu'il existe une variabilité des faits. Ce type d'incertitude correspond à une situation dans laquelle la relation entre deux phénomènes s'énonce sous la forme d'une fonction de probabilités, c'est-à-dire d'un risque. C'est pour ce type d'incertitude que les nouvelles approches de l'évaluation des risques ont permis de faire des progrès significatifs.

Chapitre IV

LES NOUVELLES APPROCHES POUR ÉVALUER L'IMPACT DE L'ENVIRONNEMENT SUR LA SANTÉ

Dans le domaine de la santé au travail et de la santé environnementale, il est nécessaire d'arbitrer entre les préoccupations sanitaires et les impératifs d'une production compétitive. Pour ce faire, il faut des informations scientifiques. Mais celles-ci font souvent défaut ou bien sont d'interprétation délicate. Quel est l'impact sanitaire des incinérateurs de déchets ? Quelles seront les conséquences sanitaires d'un changement de *process* de production ? Comment juger si telle substance est cancérigène ? Quel est le niveau d'exposition tolérable à un agent toxique ? Quel gain sanitaire attendre d'une action de prévention ? Pour répondre à ces questions, il faut une démarche pour évaluer l'impact sur la santé des facteurs d'environnement.

Depuis vingt ans, les méthodes d'évaluation des risques ont fait d'importants progrès. La distinction entre le danger (une propriété dangereuse intrinsèque, ce qui ne veut pas dire qu'elle se réalisera à coup sûr) et le risque (un indicateur de vraisemblance de la réalisation de ce danger) commence à être mieux faite.

Cela est important car les outils de prévention permettant de limiter les dangers ou de limiter leur probabilité d'apparition ne sont pas les mêmes.

Comme le dit excellemment Ulrich Beck, le risque est un événement non encore survenu qui motive l'action. La vraisemblance de sa réalisation, sa prévisibilité peuvent être quantifiées. Une démarche formalisée d'évaluation quantitative des risques a pris forme sous l'impulsion de l'agence de protection de l'environnement des États-Unis (USEPA). Des échelles de classification des dangers ont été validées ; des règles de hiérarchisation des connaissances en fonction de leur qualité ont été édictées ; des modèles pour estimer les expositions humaines aux polluants de l'environnement ont été mis au point ; des méthodes permettant de faire des extrapolations (d'une espèce à l'autre, d'une substance à une autre, d'une voie d'exposition à une autre, des fortes vers les faibles doses, etc.) sont désormais couramment utilisées ; des analyses d'incertitude permettent d'encadrer les estimations d'une fourchette de vraisemblance ; des bases de données gratuites rendent accessible l'ensemble des données scientifiques permettant de caractériser les risques liés aux polluants de l'environnement. La quantification des risques s'impose partout comme la condition préalable à leur gestion rationnelle.

Ce qu'il y a de remarquable dans cette approche est que, pour la première fois, on dispose d'une capacité opérationnelle de capitaliser le savoir scientifique existant dans les divers champs disciplinaires pour anticiper les impacts de nos décisions actuelles. Comme si le futur devenait en quelle que sorte le déterminant du présent, alors que, jusqu'à maintenant, c'étaient les erreurs ou les succès du passé qui venaient nous dicter notre conduite actuelle. C'est un véritable bouleversement décisionnel qui est en train de s'opérer. Chaque fois qu'il est possible de quantifier un risque, le processus de gestion change de nature. On ne peut gérer intelligemment que ce que l'on mesure.

I. – Les fondements de la démarche

Pour faire face à cette situation d'incertitude et de complexité, de nouveaux concepts se sont fait jour, dont l'application concerne, d'une part, la synthèse des connaissances sur les risques sanitaires et, d'autre part, l'utilisation de ces connaissances pour les processus de prise de décision. Il s'agit de l'évaluation des risques *(risk assessment)* et de la gestion des risques *(risk management)*. Compte tenu des enjeux économiques autour de la question des risques sanitaires liés à l'environnement, il devient essentiel de rendre explicites les hypothèses qui fondent les résultats scientifiques et d'organiser un espace de débats permettant de faire la distinction entre les acquis et l'incertain.

Cette nouvelle approche a été formalisée en 1983 par l'Académie des sciences des États-Unis. Elle est devenue depuis un standard international, auquel se réfèrent explicitement les documents de méthode et les dossiers traités par les agences internationales en charge d'aspects sanitaires (OMS et FAO notamment) et plusieurs directives européennes. En France la loi sur l'air et l'utilisation rationnelle de l'énergie de 1996 a renforcé le volet sanitaire des études d'impact précisé dans une circulaire de la Direction générale de la santé d'avril 2001. En novembre 2001, un décret a rendu obligatoire la réalisation et la mise à jour d'un document d'évaluation des risques dans les entreprises. La loi sur les nouvelles régulations économiques de 2002 a renforcé les obligations de transparence sur les risques créés par les entreprises cotées en bourse. On attend de la nouvelle réglementation européenne concernant l'enregistrement, l'évaluation et l'autorisation des substances chimiques (REACh pour Registration, Evaluation, Autorisation and Restriction of Chemicals) qu'elle renforce encore cette tendance à développer la quantification des risques sanitaires de l'environnement. Ce règlement, entré en vigueur en 2007, demande aux fabricants des 30 000 substances produites à plus d'une tonne par an d'évaluer leurs propriétés toxiques et de les enregistrer auprès de l'Agence européenne des produits chimiques qui est située à Helsinki.

Il a fallu attendre la survenue de catastrophes ou d'événements inacceptables pour que la prise de conscience du risque se traduise en actions. Il n'est donc pas étonnant que l'évaluation et la gestion des risques environnementaux ait véritablement débuté au XIXe siècle dans le secteur du travail dans le contexte d'une industrialisation naissante. Les risques d'accidents et de maladies dans le secteur minier ont constitué un point de départ qui servit de matrice à la connaissance des risques et à leur prévention. Il a fallu attendre les années 1950 avec leur forte croissance économique pour que, les niveaux de pollution atteignant alors des valeurs élevées, les pouvoirs publics mettent en place une véritable réglementation visant à limiter les pollutions dans l'environnement général en s'appuyant sur des connaissances toxicologiques et épidémiologiques. Avec la directive Seveso de 1976, l'idée s'est imposée que la prévention des risques industriels accidentels devait être guidée par des études d'impact *a priori*.

Dans les années 1970, la Food and Drug Administration (FDA) fut le premier organisme à proposer un processus décisionnel explicitement fondé sur une évaluation quantitative des risques à partir d'un modèle unique d'extrapolation des risques des fortes vers les faibles doses. Jusque-là et depuis 1958, l'amendement Delaney prohibait toute substance cancérigène en tant qu'additif alimentaire. Le seuil d'excès de risque appelant une décision réglementaire fut fixé à un cas excédentaire annuel par million de personnes exposées. Au début des années 1980, l'Environmental Protection Agency (USEPA) adopta la démarche d'évaluation des risques que résume le tableau ci-dessous[1].

Recherche	*Évaluation des risques*		*Gestion*
Toxicologie Épidémiologie Biologie	Identification des dangers	Caractérisation des risques – quantitative – qualitative	Analyse des impacts
Modélisation mathématique	Extrapolation hautes/basses doses		Analyse des options d'intervention
Mesure des expositions	Estimation des expositions		Décision

La problématique actuelle des risques sanitaires liés à l'environnement se caractérise par quatre changements majeurs par rapport au passé. D'abord, les ris-

1. NRC, *Risk assessment in the Federal Government,* National Academies Press, 1983.

ques à gérer ont changé de nature, passant des situations accidentelles et des pollutions massives induisant des pathologies aiguës à des situations d'exposition quasi permanentes pouvant conduire à des effets chroniques, et cela alors que l'espérance de vie a progressé de trente à quarante ans au cours de ce siècle. Ensuite, nous l'avons vu, les évolutions industrielles et sociales ont produit quantité de nouveaux dangers. Par ailleurs, les progrès scientifiques se traduisent par un accroissement considérable de la capacité à détecter et à mesurer des risques, ce qui ne permet plus aux décideurs de se baser sur des jugements relevant du simple bon sens. Enfin, il existe une forte pression des opinions publiques pour exiger une intervention des pouvoirs publics dans la prévention sanitaire mais également une revendication forte pour que les décisions s'appuient sur un débat social transparent.

Le risque nul est certes une utopie, mais alors qu'est-ce qu'un risque acceptable ? On ne peut en débattre qu'à partir de deux principes : transparence et cohérence. Le principe de transparence postule que les faits scientifiques sur lesquels s'appuient les recommandations ou les décisions passées au crible d'une démarche critique par les pairs sur la base de règles explicites. Des hypothèses peuvent être utilisées pour interpréter les données à condition qu'elles soient consignées. Sans quoi, elles ne seraient pas réfutables. La distinction entre les faits et les convictions doit être faite.

Le principe de cohérence implique, lui, que les règles d'interprétation des résultats scientifiques soient systématisées et appliquées de façon uniforme. Les critères scientifiques utilisés doivent être relativement constants d'un secteur à l'autre. La cohérence consiste aussi à mettre en œuvre une démarche globale, prenant en compte toutes les sources d'exposition et tous les types d'effet.

La démarche d'évaluation des risques permet de quantifier le risque pour une exposition donnée, à fixer explicitement le seuil de risque que l'on estime raisonnable et à estimer le niveau d'exposition acceptable du point de vue de la protection sanitaire. Ce processus établit un lien entre les sciences de l'environnement et les impératifs de la santé publique. Le médecin comme l'ingénieur posent des questions à travers leur pratique qui ne leur offre qu'une vision partielle des problèmes. Le médecin centre son attention sur ses patients et s'interroge pour savoir s'ils ont été exposés à un facteur qui a pu les rendre malades. Il ne sait rien, en règle générale, des personnes qui ne l'ont pas consulté. L'ingénieur, lui, s'intéresse principalement à la qualité des milieux. Il veille à ce que les contaminations éventuelles ne soient pas excessives.

L'évaluation des risques se situe à l'interface de ces deux points de vue. La question centrale est alors de savoir quelle est la valeur du risque qui correspond à un niveau de contamination donné.

II. – Les quatre étapes de la démarche

L'évaluation des risques vise à fournir aux décideurs une information synthétique et quantitative, explicitant les incertitudes des connaissances. La formalisation de la démarche est donc d'autant plus nécessaire qu'elle repose à chaque étape sur des hypothèses et des consensus susceptibles d'évoluer.

Quatre étapes élémentaires sont distinguées. La première juge la réalité du potentiel dangereux. La deuxième permet l'extrapolation des risques observés à hautes doses vers ceux pouvant exister à basses doses à partir de l'étude de la relation dose-effet. La troisième concerne l'estimation des expositions de la population concernée. La dernière consiste à caractériser le risque, son niveau et la nécessité de le réduire. Au cours de chacune de ces étapes, les connaissances disponibles sont analysées puis synthétisées et les incertitudes résiduelles sont explicitées.

1. **L'identification des dangers.** – Il s'agit de faire l'évaluation scientifique et la synthèse des connaissances disponibles sur ce qu'on sait, ce qu'on ignore et ce qui reste douteux au sujet des propriétés toxiques d'une substance ou d'un agent. Cela demande de confronter les savoirs issus de champs disciplinaires nombreux parmi lesquels l'épidémiologie, l'expérimentation chez l'homme et la toxicologie. Rappelons que le danger est une possibilité, alors que le risque est une probabilité.

Le grand mérite de l'épidémiologie est d'étudier l'homme dans ses conditions réelles de vie. Sa grande faiblesse est qu'il s'agit d'une science d'observation. Par conséquent, l'affirmation de la causalité exige une grande rigueur dans un contexte de plurifactorialité.

L'expérimentation chez l'homme a l'avantage de permettre l'étude des effets biologiques dus à des niveaux d'exposition mesurés et contrôlés. Mais cette démarche se heurte à des considérations éthiques et dans la plupart des pays, les législations en vigueur lui imposent de sévères contraintes. De plus, elle ne permet guère d'étudier simultanément l'effet de plusieurs types d'exposition et elles se limitent en général à l'étude de quelques sujets, ce qui en fait un outil peu puissant au plan statistique.

L'avantage de la toxicologie réside dans son caractère expérimental permettant un contrôle rigoureux des expositions et des doses. Mais son pouvoir prédicteur est obéré par la difficulté de l'extrapolation interespèces. Il convient aussi de souligner que le nombre d'animaux étudiés et donc la puissance statistique de l'étude sont fortement contraintes par des considérations financières.

La biologie moléculaire est une voie d'avenir en ce qu'elle permet de repérer les structures des molécules toxiques et leur capacité à agir sur des récepteurs en fonction de leurs propriétés physicochimiques. Elle ouvre la voie à une toxicologie prédictive.

En général, on considère que l'épidémiologie fournit un niveau de preuves plus pertinent que la toxicologie. Cependant, en pratique, les données toxicologiques disponibles sont plus nombreuses que les données épidémiologiques, et bien souvent, c'est sur les seules données animales que se fonde le jugement de dangerosité.

Par danger, on peut entendre :

- une modification d'une fonction ou d'un paramètre physiologique, incluant les fonctions immunologiques ;
- une lésion organique : cancérogenèse, mutagenèse, tératogenèse, fibrose, etc. ;
- une maladie ;
- le potentiel létal ;

– une altération des capacités de réaliser certaines activités (incapacités, handicaps, atteintes comportementales) ;
– une perturbation psychologique (stress, traumatisme, dépression, etc.).

La présentation des résultats doit s'accompagner d'un jugement de plausibilité indiquant la valeur des preuves. Ce jugement n'est pas binaire. Entre l'existence d'un effet avéré et l'inexistence de danger, il y a toute une gamme possible de nuances allant du possible au probable. La notion de critères explicites de jugement est cruciale.

En matière de cancérogenèse, deux échelles de preuves ont été élaborées par le Centre international de recherche sur le cancer (CIRC), de l'OMS et l'EPA[1]. Le CIRC cote 1 les cancérogènes avérés (démonstration épidémiologique) ; 2A les cancérigènes probables (preuves épidémiologiques limitées et démonstration animale) ; 2B les cancérigènes possibles (preuves épidémiologiques limitées ou démonstration animale) ; 3 les substances inclassables faute de connaissances ; 4 les substances probablement non cancérigènes.

L'EPA cote A les cancérogènes avérés ; B1 les cancérogènes probables sur la base de preuves épidémiologiques limitées ; B2 les cancérogènes probables sur la base d'une démonstration uniquement animale ; C les cancérogènes possibles (démonstration animale incomplète) ; D les substances inclassables ; E les substances probablement non cancérigènes.

1. Voir www.iarc.fr et www.epa.gov

Les deux échelles sont proches et, actuellement, une centaine de substances sont des cancérogènes certains, environ 70 des cancérogènes probables et 250 des cancérogènes possibles.

Au cœur du raisonnement, il y a donc la question de la causalité. Il ne suffit pas qu'une relation statistique soit observée entre l'exposition à un facteur et le niveau de risque d'une maladie pour affirmer que ce facteur joue un rôle dans la survenue du problème. Il faut distinguer un facteur causal et un simple prédicteur. Par exemple, les personnes immigrées en milieu urbain ont un risque élevé de saturnisme infantile, l'intoxication par le plomb contenu dans les vieilles peintures. Ce n'est pas le fait d'être migrant (avec notamment les habitudes alimentaires liées à cette condition sociale) qui est en soi la cause de la maladie, mais le fait d'occuper des logements mal entretenus.

Un facteur causal joue donc un rôle direct dans la survenue des maladies. Le benzène est une cause de leucémie. Cela ne signifie pas que toutes les personnes atteintes de cette maladie ont été exposées au benzène, ni que toutes les personnes exposées développeront une leucémie. Mais l'exposition au benzène provoque directement un accroissement du risque de cette maladie.

Face à la constatation d'une liaison statistique entre un facteur et une maladie, trois explications doivent être envisagées avant de conclure à la causalité. D'abord, ce résultat peut être le produit d'une erreur aléatoire sur l'échantillon étudié. Ensuite, le résultat peut être fallacieux. Il est dû à un ou plusieurs biais, c'est-à-dire une erreur systématique sur la population étudiée ou les variables mesurées qui vient fausser les résultats. Enfin, il peut s'agir d'une association indirecte. L'action du facteur étudié n'est pas directe, mais s'effectue par l'intermédiaire d'une autre. C'est le biais de confusion évoqué dans le chapitre II.

Bradford Hill, un épidémiologiste britannique, a suggéré une série de critères permettant de discuter la causalité d'une relation statistique. L'encadré ci-dessous présente les principaux.

Principaux critères de causalité en épidémiologie

1. la valeur élevée du risque relatif,
2. la relation est constante dans les études,
3. la cause présumée précède l'effet,
4. il existe une relation dose-effet,
5. la plausibilité avec le savoir biologique existant.

Ces critères ne constituent pas une recette mais un cadre raisonné pour passer de la corrélation statistique à la causalité. En règle générale, plusieurs études sont nécessaires pour évaluer l'ensemble de ces critères et proposer un jugement de causalité. Tous les types d'études n'apportent pas le même niveau de preuves. Les études à visée descriptive ne permettent jamais de discuter la causalité. Parmi les études à visée causales, les études exposés - non-exposés apportent en général une capacité de conclure supérieure aux études cas-témoins. Les études mesurant les expositions au niveau individuel sont plus démonstratives que les études écologiques qui mesurent l'exposition au niveau de toute une population.

Il convient de garder deux phénomènes à l'esprit qui peuvent aboutir à conclure à tort à l'existence d'un danger. Le premier est le biais de publication lié au fait qu'une étude montrant un effet sur la santé a une probabilité plus grande d'être publiée qu'une étude n'en montrant pas. Le second est que lorsqu'une étude montre pour la première fois une relation entre un facteur et une maladie et que cela est fortuit (l'hypothèse n'avait pas été formulée auparavant), cette étude doit être considérée comme exploratoire. Seules les études ultérieures faites pour confirmer ou infirmer cette hypothèse devront être prises en compte pour juger le danger.

À l'inverse, la possibilité qu'un danger réel ne soit pas repéré par des études toxicologiques ou épidémiologiques existe toujours. Les études épidémiologiques, en particulier, peuvent manquer de puissance comme nous l'avons vu au chapitre III. Les deux principales raisons en sont une taille insuffisante de la population d'étude et une erreur sur la classification de l'exposition des sujets étudiés.

Pour formuler un avis sur l'existence d'un danger, il faut prendre en considération toutes les bonnes études disponibles, quelle que soit leur taille et que leur résultat soit positif ou négatif. La méta-analyse est l'ensemble des procédures permettant de faire une synthèse quantitative des études épidémiologiques disponibles[1].

Au cours de cette première étape, il est primordial de sélectionner les substances qui vont faire l'objet de la suite du processus. Il est impossible de les étudier tous. Ainsi, les hydrocarbures aromatiques polycycliques (HAP) forment une vaste famille de plusieurs centaines de substances issues de la combustion incom-

1. D. L. Weed, Interpreting epidemiological evidence, *Int J. epidemiol.,* 2000, 29, 387-390.

plète des matières organiques. Mais ils existent aussi à l'état naturel. L'idée est ici de choisir un « chef de file » qui peut être le plus présent dans les milieux, le plus représentatif de la situation considérée ou encore celui dont la toxicité est la mieux connue. C'est pourquoi on choisit souvent le benzo(a)pyrène comme substance de référence pour l'évaluation des risques sanitaires des HAP. Ce faisant, on restreint certes la problématique, mais on la rend aussi plus opérationnelle en termes d'aide à la décision.

À l'issue de cette première étape, les incertitudes persistantes doivent être soulignées. Ainsi, on manque souvent de connaissances sur les impacts des mélanges de substances et sur ceux des produits de dégradation dans l'organisme des substances actives. Une autre incertitude importante est liée aux extrapolations inter-espèces pour les études toxicologiques. Enfin, la puissance des études épidémiologiques est fréquemment insuffisante.

2. **La relation dose-effet.** – Il s'agit d'estimer le risque en fonction de la dose. Bien souvent, les études de dangers sont réalisées dans un contexte d'exposition importante. Les études de toxicologie animale utilisent des doses fortes pour améliorer la puissance statistique de l'étude et diminuer ainsi le nombre d'animaux nécessaires. Les études épidémiologiques sont souvent réalisées à la suite d'une exposition accidentelle ou au sein de certains groupes d'individus qui ont une forte exposition, par exemple pour des raisons professionnelles.

Pour connaître les risques à basses doses, il est donc nécessaire d'extrapoler les risques obtenus pour des doses plus élevées. Pour cela, il faut étudier la relation entre la dose et l'effet. Les méthodes statistiques, épidémiologiques, toxicologiques et pharmacologiques sont ici concernées, en particulier la modélisation mathématique. La sélection des études de référence devant être inclue à cette étape est un élément crucial pour la validité de l'extrapolation[1].

L'étude de cette relation permet de définir des valeurs toxicologiques de références (VTR). La démarche suivie est différente selon le danger considéré. Les effets aigus, par exemple la survenue d'une irritation cutanée lors de l'exposition à un caustique, surviennent à bref délai et à relativement forte dose, et sont souvent réversibles. La détermination de la VTR se fait par une approche toxicologique. En revanche, les effets chroniques comme la survenue d'un cancer se manifestent après de nombreuses années d'exposition, la relation avec la dose étant complexe. Les VTR sont ici définies par une approche probabiliste.

Il arrive que des VTR différentes soient proposées pour une même substance. Le tableau suivant indique les critères de choix couramment utilisés.

Principaux critères de sélection des VTR

1. la date récente de la mise à jour,
2. la notoriété de l'organisme producteur,
3. l'origine humaine des données,
4. la qualité des études de référence,
5. la qualité de la justification scientifique.

1. B. Dournaert, VTR : comment choisir ?, *Environnement, risques et santé,* 2006, 5, 191-198.

L'approche toxicologique admet qu'il existe un seuil en deçà duquel il n'y a pas d'effet toxique et repose sur l'hypothèse que la chaîne des mécanismes de toxicité comporte des seuils d'action. En pratique, il s'agit de repérer le niveau de dose sans effet observé (No Observed Effect Level, NOEL) ou bien le niveau le plus faible ayant entraîné un effet (Lowest Observed Effect Level, LOEL) ou encore une dose repère *(benchmark dose)* correspondant à une augmentation donnée (par exemple 10 %) de la fréquence ou de l'intensité de l'effet et établie par ajustement statistique sur la totalité des données fournies par l'étude de référence. On divise cette dose par des facteurs de sécurité ou d'incertitudes qui valent arbitrairement 10.

Principaux facteurs d'incertitude dans les VTR

1. la variabilité intra-espèces,
2. la variabilité inter-espèces,
3. la durée d'exposition,
4. l'utilisation d'un LOEL ou d'une dose repère,
5. la qualité générale des données.

Le facteur de sécurité peut donc prendre une valeur allant de 10 à 100 000. La logique sous-jacente est binaire et se prête bien à une normalisation simple. À partir de la VTR et des facteurs d'incertitude, on calcule une dose journalière acceptable (en mg/kg.j) ou une concentration maximale admissible (en $\mu g/m^3$). En dessous du seuil de dose, la population est protégée. Au-dessus, il faut agir.

L'approche probabiliste repose sur des modèles mathématiques, s'appuyant ou non sur des hypothèses biologiques mettant en relation la dose en abscisse et l'excès de risque en ordonnée. Le plus simple est l'extrapolation linéaire tirant une droite entre le niveau de dose le plus faible dont on dispose et l'origine des axes (dose 0). Une deuxième catégorie est celle des modèles dits statistiques (empiriques) qui reposent sur l'hypothèse que chaque individu de la population étudiée possède une tolérance propre au toxique étudié. Toute dose inférieure au seuil de tolérance pour un individu donné ne produira pas d'effet. La troisième catégorie est celle des modèles mécanistes qui prennent en compte les phénomènes biologiques et postulent que, pour une population, il existe une distribution des probabilités d'effet à chaque dose.

En matière de cancérogenèse, les organismes internationaux qui établissent des VTR considèrent que, si minime soit la dose, il existe un risque, autrement dit il n'existe pas de seuil[1]. L'hypothèse biologique sous-jacente est qu'une tumeur peut découler d'une seule cellule au patrimoine génétique endommagé. Cela concerne seulement les cancérogènes initiateurs, responsables d'une lésion du matériel génétique, l'ADN (les cancérogènes dits promoteurs facilitent le développement des cellules initiées et dans ce cas, un mécanisme de seuil est admis). Les travaux épidémiologiques menés au sein des populations irradiées par les bombes A lancées sur Hiroshima et Nagasaki ont abouti à la conclusion qu'il n'existait pas de seuil absolu d'apparition d'un excès de risque de cancer radio-

1. J.-U. Mullot, Méthodes de construction des VTR pour les substances chimiques cancérogènes, *Environnement, risques et santé,* 2006, 5, 181-189.

induit. L'idée que seule une exposition nulle pouvait garantir un risque nul a alors commencé à s'imposer. Les notions d'effets déterministes (dont l'intensité est reliée à la dose) et d'effets stochastiques (dont la probabilité est reliée à la dose) sont alors apparues.

Le problème essentiel que pose l'application de ces modèles est celui de leur validation. En effet, appliqués aux résultats d'une expérimentation de cancérogenèse, presque tous les modèles prennent en compte correctement les données observées. En revanche, à basses doses, l'estimation de l'excès de risque peut varier de plusieurs ordres de grandeur selon le modèle. Or, au plan social et économique, les répercussions d'un mauvais choix de modèle peuvent être importantes : choisir un modèle non linéaire alors que la réalité est linéaire peut entraîner un risque substantiel pour la population exposée, dans la mesure où le risque est sous-estimé, empêchant de prendre les mesures adéquates. Inversement, un choix trop prudent peut aboutir à interdire ou encore surveiller et contrôler à grands frais un produit socialement utile.

Comment choisir tel modèle d'extrapolation plutôt que tel autre ? L'EPA utilise toujours le même modèle (modèle multistage linéarisé), quel que soit le cancérigène considéré, plutôt que de sélectionner à chaque fois le modèle s'ajustant le mieux aux données de l'expérimentation ou de l'observation. Cette approche standardise le choix du point de départ de l'extrapolation aux faibles doses qui se fait alors par une droite passant par l'origine des axes[1]. L'EPA considère

1. Cette procédure est très discutée. Voir USEPA/630/P-03/001B, 2005.

comme dose « virtuellement sûre », celle qui entraîne au plus, dans la population générale, un excès de risque pour une exposition durant la vie entière d'un cas de cancer par million de personnes exposées.

Comme en matière d'identification des dangers, le choix d'un polluant traceur facilite la démarche. Pour certaines familles chimiques, comme les dioxines, on dispose de facteurs d'équivalence de la toxicité avec des VTR qui sont exprimées en référence à la dioxine la plus toxique (la TCDD, la fameuse dioxine de Seveso).

Pour conclure cette étape, l'évaluateur de risque doit présenter les incertitudes de la démarche. Celles-ci concernent principalement les modèles d'extrapolation des fortes aux faibles doses reposant sur une absence de seuil d'effet.

3. **L'estimation des expositions.** – Il s'agit de définir les différents groupes d'exposition et d'estimer leurs effectifs. Autant les deux premières étapes de la démarche relèvent d'une expertise scientifique de haut niveau, autant celle-ci se situe dans un contexte local particulier. L'exposition est caractérisée par sa durée, son intensité, sa variabilité, ses voies d'absorption ou sa probabilité. Les individus exposés sont décrits par leurs caractéristiques démographiques, sociales, économiques et professionnelles. L'objectif de cette étape est d'évaluer l'importance respective des différentes sources d'exposition existantes ainsi que des modes d'exposition rencontrés en pratique.

L'épidémiologie et la métrologie environnementale sont ici les principales démarches. La plupart des études épidémiologiques sont rétrospectives ce qui complique l'estimation valide et fiable des niveaux d'exposition. Bien souvent, l'exposition est estimée de façon écologique, c'est-à-dire pour l'ensemble d'un groupe, sous l'hypothèse que tous les sujets du groupe sont exposés de façon semblable. Les études portant sur l'exposition au niveau individuel sont considérées comme plus fiables, mais elles sont coûteuses. Comme on l'a vu ci-dessus, les erreurs de classification de l'exposition aboutissent à une sous-estimation des risques.

À partir d'une source, il faut connaître le devenir et la concentration des toxiques émis dans l'environnement physique (air, eau, sol, poussières) et biologique (incluant les aliments). Par exemple, l'exposition des populations humaines aux produits non volatils émis par les incinérateurs est 200 à 500 fois plus importante par l'intermédiaire des chaînes alimentaires que par inhalation directe.

Il est aussi nécessaire de prendre en compte la possibilité de transformation partielle ou totale en dérivés dont la toxicité propre peut se trouver atténuée ou au contraire renforcée. Il faut tenir compte de la biodisponibilité, c'est-à-dire la capacité d'un toxique à avoir une interaction avec l'organisme à étudier, par exemple sa capacité à passer de l'intestin dans la circulation sanguine. Ainsi, la dioxine peut avoir une biodisponibilité variant de 0,05 à 80 %, selon le milieu dans lequel elle se trouve (poussières, produits alimentaires). Une faible biodisponibilité peut ainsi réduire considérablement la dose.

Pour un même niveau de toxique présent dans l'environnement, la durée (ou la fréquence) d'exposition peut varier de façon considérable. Par exemple, un polluant gazeux, présent dans l'air extérieur, ne contribue à l'exposition moyenne des populations urbaines que pour un cinquième de leur temps (80 % du temps est passé à l'intérieur des bâtiments, des bureaux ou des transports).

Certaines catégories de la population peuvent être par nature plus exposées ou plus vulnérables. Par exemple, certains toxiques solubles dans les graisses se concentrent le long des chaînes alimentaires. Les nourrissons au sein, qui se trouvent au niveau le plus haut de ces chaînes, peuvent alors être particulièrement exposés. De même, les enfants en bas âge portent les objets à leur bouche et ingèrent plus de poussière ou de terre que les adultes. Des personnes déjà malades ou fragilisées (insuffisants cardiaques, maladies rénales) peuvent être plus sensibles à un effet toxique donné. Les sujets allergiques peuvent présenter une sensibilité 1 000 fois plus importante.

L'exposition des personnes peut être estimée à travers de nombreux indicateurs selon le type de phénomène pris en compte et le mode de calcul utilisé. Il y a deux grandes approches. La première relève des sciences de l'ingénieur et consiste à caractériser les milieux comme l'eau, l'air, les sols, etc. Pour cela, on mesure les émissions de contaminants ou leur concentration dans les différents milieux. Cette approche aboutit à une estimation dite écologique des expositions.

La seconde approche est plus habituelle en épidémiologie. Elle vise à estimer pour chaque individu le niveau d'exposition, en intensité, fréquence ou durée. Il existe aussi des approches mixtes dans lesquelles on estime les effectifs de population vivant dans des milieux ayant des caractéristiques données.

Quelle que soit l'approche, il faut obtenir une représentativité temporelle et géographique des échantillons et veiller à la fiabilité des analyses. Les méthodes de mesures doivent être soigneusement calibrées et faire l'objet de contrôle de qualité.

Les phénomènes étudiés peuvent l'être de façon directe ou indirecte. Les indicateurs directs sont fournis par des mesures de concentration (pour les facteurs chimiques et microbiologiques) ou d'intensité (pour les facteurs physiques comme le bruit ou les rayonnements). Ces mesures sont rarement disponibles. C'est pourquoi, on a recours à des indicateurs indirects.

Le mode de calcul peut conduire à des estimations parfois différentes selon que l'on prend en compte les moyennes arithmétiques, les moyennes géométriques, les moyennes instantanées, les moyennes des pics d'exposition, les moyennes cumulées (intensité × durée), la distribution en centile, le pourcentage de personnes exposées à un niveau donnée. On peut de plus choisir de normaliser la distribution des valeurs de l'exposition par une transformation logarithmique.

Il peut donc être intéressant d'utiliser plusieurs indicateurs d'une même exposition. Cela conduit cependant à multiplier le nombre de tests statistiques réalisés, ce qui peut créer des faux positifs. Ainsi, si l'on fait dix tests, au seuil de signification de 5 %, la probabilité qu'au moins un test soit positif à tort est de 40 %. Si l'on en fait 30, la probabilité est alors de 79 %. Il convient alors soit de corriger le seuil de signification, soit d'analyser la cohérence des résultats, solution qui est actuellement considérée comme la plus satisfaisante. Le choix des indicateurs d'exposition doit être décidé *a priori* plutôt qu'après avoir pris connaissance des premiers résultats.

Le choix d'un seuil d'exposition pour distinguer les personnes exposées et non exposées est une autre question délicate. Bien souvent, l'exposition nulle n'existe pas, et la comparaison doit se faire avec un groupe ayant l'exposition la plus basse. Mais comment définir un tel groupe ? Plusieurs solutions sont possibles : répartir la population d'étude en classes d'exposition d'effectifs égaux et suffisamment nombreux pour se prêter à une analyse statistique ; ou prendre la moyenne (ou la médiane) comme seuil ; ou prendre comme référence le 10ᵉ percentile inférieur, etc. Ici encore, il doit s'agir d'une décision *a priori*. De façon générale, le passage d'une exposition quantitative à une exposition analysée par classes conduit à une perte de puissance statistique.

Récemment, de nouvelles approches ont été proposées, basées sur la construction de matrices d'exposition. En milieu professionnel, il s'agit de matrice emplois-expositions. Pour chaque emploi occupé durant sa vie, on estime pour chacune des substances susceptibles d'être présentes sur le lieu de travail, la concentration moyenne, la fréquence, la durée ou la probabilité de l'exposition. En population générale, une approche de ce type est fournie par les budgets espaces-temps.

Dans une démarche d'évaluation des risques, on utilise souvent des indices cumulés d'exposition. Cela suppose que l'effet de l'intensité et de la durée sont équivalents. Mais cela n'est pas toujours le cas. Par exemple pour le tabac, le risque est fonction du carré du nombre de cigarettes fumées et de la puissance 4 de la durée. Autrement dit, fumer deux paquets par jour pendant dix ans ou un paquet par jour pendant vingt ans ne représente pas le même niveau de risque de cancer des bronches.

La dose, elle, varie en fonction de la concentration de la substance et des caractéristiques physiologiques. La dose biologique effective tient compte des processus de transformation et de dégradation de la substance dans les différents compartiments physiologiques. Il faut aussi tenir compte des comportements concrets des personnes exposées, et pour cela, on utilise des scénarii permettant de faire varier la durée d'exposition, son intensité ainsi que les paramètres personnels (poids, ventilation, alimentation, etc.). On peut ainsi proposer un « pire scénario » qui maximise tous les paramètres ou un scénario représentatif qui fournit une estimation moyenne pour la population.

Cet ensemble de données permet alors de calculer une dose journalière d'exposition. On multiplie au dénominateur la concentration dans le milieu considéré, la quantité de polluants qui pénètre dans l'organisme (en fonction de la fraction d'absorption) et la durée d'exposition et on divise par un dénominateur qui a la valeur du poids corporel moyen (70 kg pour un adulte). Il existe des logiciels permettant de faciliter ces calculs en paramétrant les scénarii en fonction des caractéristiques locales pertinentes (par exemple le logiciel Health Exposure to Soil Pollutants est souvent utilisé par les organismes gérant la qualité des sols). L'EPA publie régulièrement les valeurs des paramètres à prendre en compte pour l'estimation des expositions pour chacune des voies et les principaux milieux[1].

Si, avec le développement de l'écoépidémiologie, la France a des capacités d'identification des dangers correctes (mais il faut déplorer une faiblesse marquée en toxicologie humaine malgré le réseau des Centres de toxicovigilance qui traitent les intoxications aiguës), si elle dispose aussi d'excellentes équipes de modélisation des risques, les ressources disponibles pour la troisième étape de l'évaluation des risques sont déficitaires. Il n'existe pas de registres d'exposition en milieu général ou en milieu de travail. La surveillance des expositions est embryonnaire sauf pour la pollution atmosphérique extérieure[2] et intérieure (Observatoire de la qualité de l'air intérieur)[3]. Le développement de l' « expologie » est une priorité.

À l'heure actuelle, c'est pour cette troisième étape de la démarche d'évaluation des risques que les incertitudes restent les plus importantes. Les variations des niveaux d'exposition dans le temps et dans l'espace sont très difficiles à appréhender. Les variations individuelles sont fortes en raison des caractéristiques physiologiques ou des comportements. Mais bien souvent, il est impossible d'estimer le niveau d'exposition pour chaque personne et seule une approche écologique est réaliste. Enfin, les mesures faites dans les différents milieux (air, eau, sol, aliment, etc.) manquent de représentativité. L'élaboration de scénarii est donc indispensable pour

1. www.epa.gov
2. www.atmo.org
3. www.air-intérieur.org

cerner l'impact de ces variations et donner aux décideurs une gamme des valeurs plausibles.

4. **La caractérisation du risque.** – Il s'agit de synthétiser les informations fournies par les étapes précédentes. Cette synthèse est quantitative, fournissant une estimation globale de l'excès de risque. Cette estimation est encadrée d'un intervalle de confiance. À partir des scénarii d'exposition, on peut estimer un excès de risque maximum et minimum. Il faut à nouveau insister sur le fait que toutes les hypothèses utilisées à chacune des étapes doivent être explicitées.

La synthèse comporte également des éléments qualitatifs relatifs à la crédibilité des travaux scientifiques ayant été utilisés. Elle s'attache à souligner les incertitudes résiduelles. Elle prend aussi en compte des facteurs psychologiques (connaissances, attitudes et comportements de la population concernée face au risque), économiques (importance du secteur d'activité concerné, menaces sur l'emploi), technologiques (possibilités effectives de réduire l'exposition) et politiques. Il convient donc, d'une part, de résumer l'information quantitative et, d'autre part, de fournir aux décideurs des éléments d'interprétation.

Au plan quantitatif, pour les effets sans seuil de dose, le résultat de la démarche est de fournir une estimation de l'excès de risque individuel (ERI) ou de l'excès de risque unitaire (ERU). Il s'agit bien d'un excès de risque, c'est-à-dire d'une probabilité supplémentaire de subir le danger lorsque l'on est exposé durant sa vie entière (conventionnellement soixante-dix ans) par rapport à une personne non exposée. L'ERI est calculé pour la dose journalière d'exposition d'une personne donnée. L'ERU est le plus souvent calculé pour une voie d'exposition et par unité de polluant. Ainsi, pour la voie orale, l'ERU s'exprime en $(mg/kg.j)^{-1}$ et pour la voie respiratoire en $(\mu g/m^3)^{-1}$.

La base IRIS de l'USEPA[1] fournit le jeu le plus complet d'ERU qui représente au plan mathématique la pente de la droite d'extrapolation des fortes aux faibles doses par le modèle multistage linéarisé. Ainsi, l'ERU du benzène pour la leucémie et l'exposition par voie orale est de 6.10^{-6} $(\mu g/m^3)^{-1}$. Ce résultat s'énonce ainsi : une personne exposée durant sa vie entière à une concentration atmosphérique de benzène de 1 $\mu g/m^3$ a un excès de probabilité de 6 par million de développer une leucémie due à cette exposition. Cela signifie aussi que pour 1 million de personnes exposées à cette concentration unitaire, il y aura 6 cas de leucémies attendus en excès par rapport à ce qui est observé en l'absence d'exposition au benzène. Connaissant l'effectif de la population exposée et le niveau de l'exposition, il est donc possible de fournir au décideur une estimation (fourchette) du nombre de cas évitable.

Pour les effets avec seuil, le résultat n'est pas fourni en termes de probabilité ou de cas en excès attendus mais sous la forme d'un ratio de danger qui place au numérateur la dose journalière d'exposition et au dénominateur la VTR en général sous forme d'une dose journalière acceptable. Si le quotient est supérieur à 1, le danger peut se produire dans la population exposée. S'il est inférieur à 1, la population est théoriquement protégée.

1. www.epa.gov

Dans un cas comme dans l'autre, il ne faut pas magnifier la précision des résultats. La liste des principales incertitudes rencontrées à chaque étape doit être rappelée. Une analyse de sensibilité peut permettre d'apprécier la conséquence de la variation d'un paramètre sur le résultat final ce qui permet de tester sa robustesse. Une analyse d'incertitude peut la compléter en modélisant l'ensemble des incertitudes propres à chaque paramètre clé (VTR, exposition, dose, etc.) pour définir un intervalle de confiance de l'excès de risque ou du quotient de danger. Cette fourchette de vraisemblance a une valeur décisionnelle supérieure à une estimation ponctuelle de l'excès de risque dont la précision ne doit pas abuser le décideur.

Au plan qualitatif, la caractérisation du risque peut comporter un jugement global sur la plausibilité du résultat. L'évaluateur de risque peut aussi fournir des éléments de comparaison avec des situations analogues, des indications quantifiées sur le niveau d'information de la population, ses attentes, son état de santé et, le cas échéant, les autres facteurs de risque qui la concernent, ainsi que les différentes solutions possibles et les bénéfices à en attendre.

Il s'agit donc de fournir au décideur l'ensemble des éléments scientifiques, sociaux, économiques et politiques dont il peut souhaiter tenir compte dans sa démarche de gestion du risque. La démarche doit permettre un débat sur l'acceptabilité du risque ainsi analysé, notion sur laquelle nous revenons ci-dessous. La responsabilité de l'évaluateur de risque s'arrête là. Il n'a pas à prendre partie entre les différentes options possibles de gestion. Il ne doit pas non plus laisser ses conclusions être influencées par des considérations autres que scientifiques et techniques. Il engage sa responsabilité sur la validité des évaluations fournies et non sur l'efficacité du processus de gestion des risques.

III. – Mesurer, décider et gérer

L'évaluation quantitative des risques permet donc une mise à disposition de l'information scientifique disponible sur une substance, un agent, une situation ou un produit sur lequel des interrogations existent concernant l'impact sur la santé humaine selon une forme aidant à la décision. À chacune des étapes, on passe en revue de façon systématique et critique les connaissances scientifiques, leur qualité et les incertitudes résiduelles.

Une telle démarche est encore jeune et elle laisse subsister des doutes parfois considérables. Elle ne se substitue pas à la recherche scientifique. Son intérêt est de fournir une aide opérationnelle à la prise de décision sur les investissements préventifs ou curatifs. Elle rend lisible les faits sanitaires et facilite la discussion sur les priorités de santé publique. Elle rend transparents et perfectibles des arbitrages, alors même que les choix arbitraires sont de moins en moins bien admis par l'opinion.

Par gestion des risques, il faut entendre l'ensemble des décisions ou des recommandations qui sont faites sur la base de la démarche d'évaluation des risques afin de prévenir ou contrôler les risques sanitaires attribuables aux facteurs d'environnement. C'est un processus éminemment complexe car il doit tenir compte des différents polluants, de toutes les voies d'administration et de la vulnérabilité spécifique de certains groupes de population. De très nombreux acteurs sont habituellement concernés, relevant de différentes professions et institutions dont la coordination est une tâche ardue, nous le reverrons.

Pour tenter de résoudre les crises d'un système de décision inadapté lorsqu'il existe un besoin de repères partagés autres que le risque nul, de nouveaux principes de gestion ont été proposés. Le principe *de minimis* a été forgé pour justifier qu'en l'absence de seuil absolu de protection, il fallait faire référence à un seuil social correspondant à un niveau de risque négligeable. De façon pragmatique, il a aussi été proposé que, dans une telle situation, il convenait d'imposer des mesures de dépollution moins fondées sur un niveau de risque sanitaire fixé que sur l'obligation d'utiliser la meilleure technologie disponible à un coût acceptable, restant ainsi dans le cadre d'une obligation de moyens et non de résultat. C'est ainsi que dans le domaine du nucléaire civil, s'est forgé le principe ALARA (As Low As Reasonably Achievable) qui guide les allocations de ressources consacrées à la diminution des émissions radioactives.

La question du passage des connaissances scientifiques aux actions de santé publique est particulièrement complexe. Elle renvoie à des capacités d'utiliser les connaissances disponibles et pertinentes. L'émergence de l'évaluation des risques comme démarche d'analyse de la relation environnement-santé doit être resituée dans un contexte où le fossé séparant les connaissances des actions a fait l'objet d'une prise de conscience alimentée par certains événements dramatiques tels que les affaires de la thalidomide, du talc

Morhange, de Seveso, du distilbène ou de la transmission transfusionnelle du sida.

À chaque fois, les décideurs ont été pris au dépourvu et n'avaient pas à leur disposition l'ensemble des éléments nécessaires pour décider en connaissance de cause. Ces éléments sont complexes car la production scientifique est de plus en plus abondante et spécialisée. Face aux incertitudes et aux nouvelles exigences de la population, ils ne peuvent plus justifier l'inaction. Plus l'incertitude est grande et plus le processus décisionnel doit être rigoureux, explicite, cohérent et transparent. Le décideur a besoin d'outils pour identifier et traiter l'incertitude existante.

Cette démarche sert de base à la gestion des risques et à la réglementation dans les pays d'Europe du Nord et d'Amérique du Nord, notamment pour les produits cancérogènes. À défaut de fournir des certitudes scientifiques, elle permet d'introduire une certaine cohérence dans les processus décisionnels en matière de gestion des risques. Elle correspond à une conception de la gestion reposant sur l'atteinte d'objectifs prédéterminés plus que sur une obligation de moyens en termes de conformités juridiques ou techniques.

À l'heure où les métiers « verts » se développent (environ 400 000 personnes occupent, en France, un emploi ayant trait à l'environnement et à l'hygiène) des « éco-conseillers » sont recrutés dans les collectivités territoriales, les entreprises ou les administrations. De même, le secteur de l'assurance a créé des spécialisations dans l'évaluation des risques. On voit de nouveaux concepts faire leur apparition, tels que le « risk manager », « chief risk officer », « éco-marketing », « éco-label », « audit environnemental » ou « écobilan ». Ce secteur a besoin d'une doctrine partagée d'analyse des risques, et le cadre de l'évaluation quantitative des risques est celui qui permet le mieux actuellement d'intégrer le savoir disponible sur les dangers.

Faire intervenir les données scientifiques dans ce débat suppose d'intégrer un raisonnement probabiliste dans la prise de décision, ce qui implique de sortir d'une logique du tout ou rien qui était intellectuellement et socialement rassurante. La probabilité reste un concept abstrait mais, pour autant, il permet de prendre des engagements concrets et de vérifier leur degré d'atteinte. La référence à un raisonnement rationnel permet de proposer aux acteurs un cadre partagé permettant de structurer le débat social.

La quantification des risques facilite le processus de gestion. Non pas au nom d'une sorte de magie du chiffre, mais parce que l'effort de formalisation, d'explicitation, de transparence et de cohérence qu'exige la démarche de quantification des risques permet à des faits scientifiques d'entrer en ligne de compte. En ce sens, cette démarche participe d'une démocratie sanitaire et aussi d'une professionnalisation, gage de responsabilité. Sans cela, nous sommes dans le monde des opinions, des fantasmes, des conflits d'intérêt, des rapports de forces.

En même temps que le risque est devenu un phénomène social, il est devenu quantifiable. La question est de savoir comment cette quantification peut servir de base à la gestion. Les pays anglo-saxons se sont résolument engagés sur cette voie. En France, les approches probabilistes gagnent aussi du terrain et sont de plus en plus souvent enseignées. Il est raisonnable de penser que cette démarche deviendra le mode de raisonnement dominant en santé environnementale.

Internet a bouleversé l'accès aux données scientifiques en santé environnementale comme dans les autres domaines. La profusion des informations accessibles n'en rend que plus nécessaire la référence à un cadre formalisé d'analyse et de traitement des connaissances. Quelques sources majeures d'information sur Internet sont présentées en bibliographie.

Chapitre V

LES GRANDS ENJEUX DE LA GESTION DES RISQUES

Les décisions de santé publique relatives aux expositions environnementales sont difficiles à prendre. Leurs conséquences économiques peuvent être considérables. Elles doivent donc s'appuyer sur des argumentaires solides et conduire à une réelle protection sanitaire.

Les pouvoirs publics ont pris conscience de cet enjeu et le panorama institutionnel et organisationnel a beaucoup évolué au cours de ces dernières années avec en particulier la montée en puissance de la notion de sécurité sanitaire. Il n'en reste pas moins des insuffisances de cohérence dans les règles de gestion dans les différents secteurs : sécurité alimentaire, hydrique, atmosphérique, industrielle, nucléaire, professionnelle, routière, médicamenteuse, transfusionnelle, climatique, le secteur des sols et des déchets et la protection des consommateurs relèvent de tutelles, de réglementation et de règles parfois incohérentes, voire incompatibles entre elles.

Ainsi, ce couple environnement-santé, devenu si sensible, est rendu encore plus délicat à gérer en raison de la dispersion des décideurs et des ressources. Cette situation n'aide pas une appréhension correcte par le citoyen qui ne trouve pas aisément un interlocuteur compétent en cas d'inquiétude. Cela ne facilite pas l'indispensable confiance sans laquelle de grandes crises peuvent survenir même pour des risques faibles.

I. – Un monde de crises

Jusqu'à une époque récente, les politiques publiques d'environnement concernaient la protection des milieux, des espèces, du paysage et l'avenir de la planète. La protection de l'homme est désormais un de ses objectifs premiers. Par exemple, la marée noire du *Torrey Canyon* en 1967 fut un des éléments de la décision de Georges Pompidou de créer le ministère de l'Environnement en 1971. Mais au premier semestre de 2000, c'est comme problème de santé publique que fut gérée la marée noire de l'*Erika* qui suscita un très important travail d'évaluation quantitative des risques pour la santé des bénévoles, des professionnels et des touristes. À l'été 2000, sur la base des résultats d'une modélisation des risques, les critères d'ouverture et de fermeture des plages polluées ont été définis et appliqués dans un contexte consensuel loin des polémiques du départ.

Les crises médiatiques retentissantes et leurs développements judiciaires ont été le moteur des changements et des réformes. C'est certes regrettable, mais c'est ainsi. L'affaire de la vache folle à partir de 1993 et celle de l'amiante depuis 1997 en sont les épisodes les plus récents, ceux qui ont suscité le plus d'indignation et aussi les plus coûteux. Elles viennent s'ajouter à une longue liste qui va de Seveso (1976) à

Bhopal (1984), « Love canal » (une zone au sol pollué, à la fin des années 1970, par des produits chimiques qui a été déclarée zone fédérale sinistrée aux États-Unis et conduisit à la création de l'USEPA), Tchernobyl (1986), l'huile toxique de Madrid (1981), la décharge de Montchanin à la fin des années 1980, la pollution atmosphérique urbaine (dénoncée depuis la première publication de l'étude de ERPUS en 1993), la présence de benzène dans l'eau de Perrier (1990), le saturnisme redécouvert dans les années 1980 au cœur des vieilles villes. Ces affaires présentent à l'analyse un certain nombre de points communs frappants. D'abord, elles sont mises sur la place publique à la suite d'une dénonciation juridique et/ou médiatique comportant une accusation de négligence et de non-prise en compte des connaissances scientifiques disponibles. Il s'en suit une recherche de coupable qui fait entrer dans le monde des crises, des controverses, des déstabilisations, des mises en cause juridiques.

La réaction immédiate habituelle a été d'affirmer que l'inquiétude n'était pas justifiée, que l'émoi était irrationnel, que les risques étaient limités et que les mesures nécessaires avaient été prises. Mais rapidement, on signale des incertitudes scientifiques qui mettent en porte à faux les discours rassurants. Ou bien on s'aperçoit que des signaux faibles n'ont pas été mis en valeur et n'ont pas alerté le système décisionnel. Ainsi, dans le cas de la vache folle, dès 1993, des grandes revues médicales internationales avaient mis en doute le dogme de la barrière d'espèces et soulevé l'hypothèse d'une transmission possible à l'homme qui ne sera officiellement reconnue qu'en 1996.

Le résultat est un sentiment de méfiance, de croyance diffuse que la santé est toujours sacrifiée à l'aune des intérêts politiques et économiques. Or, en l'absence de confiance, la gestion de ce genre de dossier devient très difficile.

L'évaluation quantitative des risques n'est pas une panacée mais elle peut permettre de sortir de controverses qui parfois se développent sans référence aux données scientifiques. Ainsi, lorsque les journaux ont dénoncé la cancérogénicité du fuel de l'*Erika,* l'information a suscité une énorme émotion chez les milliers de bénévoles qui s'étaient volontairement exposés pour nettoyer les plages souillées. Lorsqu'il a été possible de montrer aux élus et aux associations que le risque existait (la cancérogénicité des goudrons est connue depuis le XVIIIe siècle), mais qu'il était infime compte tenu des doses reçues, un dialogue constructif a pu être rétabli. Une démarche analogue a permis de gérer le délicat dossier de la transmission transfusionnelle du prion pathogène.

Une gestion efficace des risques sanitaires de l'environnement suppose des engagements sur la durée. Si les crises restent le mode de gestion dominant de ces questions, cela ne permettra pas l'efficacité, cela sera très coûteux en budgets et en image, et la méfiance restera répandue. Le rôle des acteurs professionnels est donc ici important.

II. – Les institutions et les acteurs

Nous abordons ici brièvement le cadre législatif et organisationnel de la santé environnementale qui ne peut être garantie que par une intervention résolue des pouvoirs publics. Il faut d'abord rappeler que de nombreux traités et conventions visant à préserver la qualité de l'environnement dans le but de protéger la santé humaine ont été adoptés dans un cadre international et notamment la Déclaration sur l'environnement et le développement ainsi que le Plan d'action 21, adoptés lors du Sommet de la Terre à Rio en 1992. Concernant la qualité de l'air, citons la Convention sur la pollution atmosphérique transfrontalière à longue distance (1979) ainsi que la Convention cadre sur les changements climatiques (1992) et le Protocole de Kyoto (1997). Les mouvements de déchets dangereux sont soumis à la Convention de Bâle sur le contrôle des mouvements transfrontaliers des déchets dangereux et leur élimination (1989).

Au niveau de l'Union européenne (UE), bien que la santé reste une compétence de chacun des États membres, de nombreuses directives jouent un rôle important en santé environnementale essentiellement sous l'angle de la protection des consommateurs, du respect des règles de la concurrence, de la santé au travail et de la protection des milieux. Plusieurs programmes jouent des rôles moteurs comme CAFE (Clean Air for Europe) ou SCALE (Science Children Awareness Legislation Evaluation). Et le programme REACH (Registration, Evaluation, Authorization of Chemicals) est très attendu pour mieux gérer les expositions chimiques. D'importants travaux ont été menés sur le principe de précaution (résolution de Nice). Une agence dédiée à la sécurité des aliments a été créée de même qu'un centre européen de surveillance des maladies dont la nécessité s'est faite sentir au moment de l'épisode de SRAS en 2003. Une autre agence située à Bilbao en Espagne s'occupe de la santé au travail.

Au niveau français, la répartition des compétences au sein des pouvoirs publics est relativement complexe. Six ministères sont directement concernés.

Le ministère chargé de l'Environnement intervient notamment pour la prévention des risques industriels (installations classées pour la protection de l'environnement, ICPE), la pollution atmosphérique, les déchets, les sites et sols pollués, la ressource en eau, l'écotoxicité des substances chimiques et biocides. Il édite le Registre français des émissions polluantes. Son action est relayée par les Directions régionales de l'environnement (DIREN) et les Directions régionales de l'industrie, de la recherche et de l'environnement (DRIRE).

Le ministère chargé de la Santé a une compétence générale de protection de la santé publique. Il joue un rôle clé pour la distribution de l'eau potable et contribue à assurer la pertinence sanitaire des décisions des autres départements ministériels. Sur le terrain, il dispose de médecins inspecteurs de santé publique, d'ingénieurs du génie sanitaire et d'ingénieurs d'étude sanitaire au sein des Directions régionales et départementales des affaires sanitaires et sociales (DRASS et DDASS).

Le ministère chargé de l'Agriculture est compétent pour la sécurité sanitaire des aliments et intervient au travers des Directions départementales des services vétérinaires (DDSV).

Le ministère chargé de l'Industrie assure la protection des consommateurs avec ses Directions départementales de la concurrence, de la consommation et de la répression des fraudes (DDCCRF).

Le ministère chargé du Logement a compétence pour les règles d'habitat et d'urbanisme. Le ministère chargé du Travail (Direction générale du travail) est responsable de la réglementation du travail. L'Autorité de sûreté nucléaire est structurée par une direction générale de la sûreté nucléaire et de la radioprotection (tutelle des ministères chargés de l'Industrie, de l'Environnement et de la Santé).

Les ministères disposent d'instances de consultation et d'expertise. La loi relative à la politique de santé publique du 9 août 2004 renforce les liens interministériels avec la création d'un Comité national de santé publique ainsi que l'expertise avec le Haut Conseil de la santé publique. La succession des crises sanitaires des années 1980 et 1990 a conduit à l'émergence du concept de sécurité sanitaire en tant que champ de la gestion collective de risques incontrôlables par tout un chacun. Elle a justifié la création d'un réseau d'agences de sécurité sanitaire dont les missions sont variées mais qui se partagent la tâche de fournir aux décideurs publics une expertise scientifique des risques avec l'Institut de veille sanitaire (InVS), l'Agence française de sécurité sanitaire des médicaments (AFSSAPS), l'Agence française de sécurité sanitaire des aliments (AFSSA), l'Agence française de sécurité sanitaire de l'environnement et du travail (AFSSET), l'Institut de radioprotection et de sûreté nucléaire (IRSN), l'Institut national de prévention et d'éducation pour la santé (INPES) et récemment l'Institut national du cancer (INCA). Il faut aussi citer l'Agence de l'environnement et de la maîtrise de l'énergie (ADEME), l'Institut national de l'environnement industriel et des risques (INERIS), tous les deux sous la tutelle du ministère chargé de l'Environnement. Le Centre scientifique et technique du bâtiment (CSTB) dispose d'une division bâtiment et santé, et de nombreux instituts dans les domaines du transport, de la mer, du génie rural, des sols et sous-sols disposent de compétences spécialisées sur les aspects de santé environnementale. Plusieurs Observatoires régionaux de la santé ont développé des compétences spécialisées en santé environnementale, notamment celui de l'Île-de-France et du Nord-Pas-de-Calais.

Dans le domaine de la santé au travail, la condamnation de l'État sur le dossier de l'amiante l'a conduit à élargir le champ de l'Agence de sécurité sanitaire de l'environnement. L'Institut national de recherche et de sécurité (INRS), principale ressource scientifique française en santé au travail, n'est pas un organisme public mais une association régie par la loi de 1901 sous contrôle des partenaires sociaux. Les organismes de sécurité sociale gèrent financièrement les risques d'accidents du travail et de maladies professionnelles et exercent des missions de conseil et de contrôle (CRAM). L'Agence nationale pour l'amélioration des conditions de travail (ANACT) et ses relais régionaux peuvent également conseiller les entreprises et les partenaires sociaux.

Au fil des ans, un impressionnant arsenal législatif et réglementaire est venu encadrer la gestion des risques sanitaires de l'environnement et il n'est pas possible d'être exhaustif ici. La loi sur l'air et l'utilisation rationnelle de l'énergie (1996) qui a renforcé les procédures d'évaluation de l'impact sanitaire des installations industrielles ou des projets d'aménagement a constitué un tournant. La loi de sécurité sanitaire de 1998, la loi de santé publique de 2004, le plan cancer (mars 2003), le plan national santé environnement (PNSE, juin 2004), le plan santé travail (PST, février 2005), la loi sur les nouvelles régulations économiques de 2002 qui introduit une obligation de transparence vis-à-vis des investisseurs, les plans de préventions des risques technologiques (PPRT issus de la loi du 30 juillet 2003) traitent tous de la régulation des risques et de leur gouvernance. Ces dispositifs renforcent d'une façon ou d'une autre la tendance à quantifier les risques pour mieux les gérer.

La loi de santé publique du 9 août 2004 est porteuse d'une vision renouvelée de la santé publique qui renvoie de façon fonctionnelle à l'amélioration et à la protection de la santé de la population. Si la loi indique – et c'est une première – que dès lors qu'il s'agit de la santé des populations, l'État en porte la responsabilité, elle ne fait pas pour autant du secteur étatique le seul acteur de santé publique. Ainsi, les collectivités et les entreprises, en tant qu'elles déterminent en partie l'état de santé de leurs employés et de leurs clients, sont à part entière des acteurs de santé publique. De même, les associations de patients ou d'usagers sont devenues des partenaires incontournables. Dès lors qu'une action sanitaire vise un public – et non pas seulement une personne – ou dès lors qu'elle suscite un débat public, on se trouve *de facto* dans le champ de la santé publique. En 2007, le « Grenelle de l'environnement » a permis de reconnaître l'importance d'associer la société civile pour introduire un questionnement citoyen dans une gestion des risques qui ne soit pas seulement technique, mais pleinement démocratique.

De façon sectorielle, d'importantes dispositions ont été prises concernant la quantification des risques au travail et dans l'environnement (décret de novembre 2001 dit du « document unique »), les produits chimiques (décret 23 décembre 2003), les légionelles dans les ICPE (création de la rubrique 2921) et le risque amiante.

Le bureau régional pour l'Europe de l'OMS a organisé un cycle important de conférences intergouvernementales sur la santé environnementale dont la dernière s'est tenue à Budapest en juin 2004. D'importantes résolutions ont été adoptées par les 52 pays membres ainsi qu'un programme d'action centré sur la protection de la santé des enfants (http://www.who.dk) avec quatre buts prioritaires : l'eau potable et l'assainissement, les accidents et les traumatismes, la pollution de l'air extérieur et intérieur, le risque de maladies et d'incapacités résultant de l'exposition à des substances chimiques dangereuses (telles que les métaux lourds), à des agents physiques (bruit excessif, par exemple) et à des agents biologiques, ainsi qu'à des cadres de travail dangereux au cours de la grossesse, de l'enfance et de l'adolescence. Un important travail de construction d'un système d'information en santé environnementale sous-tend cette activité qui se déploie en lien avec l'Union européenne, l'OCDE et les autres agences des Nations Unies. Un Comité européen pour l'environnement et la santé est chargé du suivi des engagements pris à Budapest. Il est présidé par la France entre 2005 et 2007.

Il est particulièrement difficile pour les citoyens de se repérer au sein de cette organisation administrative. Il serait utile, que, sur le terrain, la population puisse disposer d'un interlocuteur unique pour poser des questions de santé environnementale, et nous reverrons que le plan national santé-environnement est une première étape en ce sens. On peut attendre de chacun des acteurs concernés qu'il travaille dans une direction commune dont les buts seraient :

- la salubrité : absence de pollution du milieu naturel ;
- la durabilité : activité respectueuse de l'environnement, de la santé et des écosystèmes (développement durable) ;
- la prospérité : partage de la richesse permettant d'atteindre un degré de bien-être satisfaisant ;
- l'équité : satisfaction des besoins essentiels et chances égales de réaliser pleinement le potentiel de chaque individu ;
- la convivialité : milieu de vie en harmonie où chaque membre participe à la vie de la communauté en recevant d'elle un soutien social.

La notion de développement durable en tant que gestion équitable de trois domaines interreliés, l'économique, le social et l'environnemental, constitue désormais le cadre intégré permettant à tous les acteurs de travailler au moins partiellement dans un sens commun.

III. – La demande de précaution et l'acceptabilité des risques

Il n'existe pas nécessairement de relation étroite entre le niveau d'un risque et son importance perçue. Cette situation est souvent frustrante pour des professionnels de formation scientifique. Mais il faut la comprendre.

Les crises environnementales récentes ont démontré que les citoyens avaient une perception accrue des risques que leur font courir leurs milieux de vie, les sources d'énergie et les conditions actuelles de production industrielle de biens de consommation. Le développement des moyens modernes de communication contribue sans doute à cette nouvelle capacité d'appréhender l'émergence de risques nouveaux avant que les recherches scientifiques n'aient pu faire toute la lumière sur le problème. L'opinion publique demande alors aux décideurs de prendre en compte cette perception ainsi que les craintes qui s'y rattachent et de mettre en place des mesures préventives pour supprimer le risque perçu ou, tout au moins, le limiter à un niveau acceptable.

Dès lors, décider de prendre des mesures sans attendre toutes les connaissances scientifiques nécessaires relève d'une nouvelle approche fondée sur l'idée de précaution qui marque un engagement éminemment politique s'exerçant dans des conditions d'incertitude scientifique.

1. **La précaution entre science et décision.** – Le principe de précaution a été développé et juridiquement établi dans le domaine de la protection de l'environnement et il est né dans le cadre de conventions internationales. Ainsi, le principe 15 de la Déclaration de Rio en 1992 stipule que « pour protéger l'environnement, des mesures de précaution doivent être appliquées par les États selon leurs capacités. En cas de risques ou de dommages sérieux ou irréversibles, l'absence de certitude scientifique absolue ne doit pas être un prétexte pour remettre à plus tard l'adoption de

mesures effectives visant à prévenir la dégradation de l'environnement ». De même, la Convention sur le changement climatique prévoit à son article 3 des dispositions analogues. Par ailleurs, le traité d'Amsterdam a modifié l'Article 174 (ex-article 130R) du traité de l'Union européenne qui, à son deuxième alinéa, précise à présent que « la politique de la Communauté dans le domaine de l'environnement vise un niveau de protection élevé, en tenant compte de la diversité des situations dans les différentes régions de la Communauté. Elle est fondée sur les principes de précaution et d'action préventive, sur le principe de la correction, par priorité à la source, des atteintes à l'environnement et sur le principe du pollueur-payeur. »

Parallèlement, on assiste à de nombreuses prises de position déplorant une exigence sociale de risque nul. Ces positions rappellent que le risque fait partie de la vie, que, sans risque, le progrès est condamné et que nos sociétés connaissent un niveau de sécurité jamais atteint dans l'histoire. D'où des appels réitérés à la raison.

En pratique, l'attitude de précaution nécessite trois éléments : un dispositif de veille et d'alerte, une démarche de production des connaissances et des décisions provisoires, révisables. La précaution n'est donc pas une attitude antiscientifique. Elle appelle à prendre des mesures dans la double acception de cette expression : mesurer et agir.

C'est cette conception du principe de précaution qui a désormais une valeur constitutionnelle en France, avec la connotation sanitaire qui le caractérise. L'article 5 de la Loi constitutionnelle relative à la Charte de l'environnement prescrit que « lorsque la réalisation d'un dommage, bien qu'incertaine en l'état des connaissances scientifiques, pourrait affecter de manière grave et irréversible l'environnement, les autorités publiques veillent, par application du principe de précaution et dans leurs domaines d'attributions, à la mise en œuvre de procédures d'évaluation des risques et à l'adoption de mesures provisoires et proportionnées afin de parer à la réalisation du dommage ». Cette conception de la précaution renforce donc le besoin d'une évaluation scientifique des risques et il conviendra de s'assurer dans les années qui viennent que c'est bien ainsi que ce principe sera mis en application plutôt que dans une acception qui s'opposerait au développement des techniques.

2. **Le mythe du risque acceptable.** – Si, comme nous l'avons explicité, une part de risque est inévitable et si les faibles doses ont une action probabiliste sur la santé de l'homme, alors la question se pose du niveau de risque tolérable.

Trois références peuvent être envisagées pour définir une zone de risque acceptable : les niveaux habituels de risques sanitaires encourus par tout un chacun dans sa vie quotidienne ; les risques liés aux polluants d'origine naturelle ; les décisions en vigueur relatives à des polluants d'origine anthropique comme les pesticides, le benzène ou le chlorure de vinyle et sur la façon dont ce débat a été conduit aux États-Unis, pays dans lequel cette discussion a été lancée dès le début des années 1980.

Ainsi, dans le domaine des risques d'origine naturelle, l'excès de risque individuel de cancer du poumon, en rapport avec une exposition moyenne au radon (70 Bq/m^3) durant la vie entière, atteint 6 ‰ personnes exposées.

Pour les risques environnementaux d'origine anthropique, l'excès de risque de leucémie, qui correspond à des concentrations atmosphériques urbaines de benzène estimées en France de l'ordre de 10 μg/m^3, correspond à un ERI proche de 10^{-6} pour soixante-dix ans d'exposition. À proximité des autoroutes, des concentrations de 400 μg/m^3 ont été mesurées, soit un ERI vie entière de 3 ‰ personnes exposées.

En matière de risques pris volontairement, un ERI vie entière de cancer pulmonaire de 25 % affecte les fumeurs d'un paquet de cigarettes par jour. S'agissant des risques encourus dans la vie quotidienne, de nombreuses activités courantes entraînent un risque mortel voisin de 1 pour 1 million comme un voyage de 50 km en autobus ou un trajet de 8 km en bicyclette.

La définition des valeurs guides de l'Organisation mondiale de la santé concernant les concentrations de substances cancérigènes dans l'eau de boisson repose également sur un ERI de 1 pour 100 000 personnes exposées. L'Union européenne a publié en juin 1996 une directive relative à la protection contre les rayonnements ionisants. Fondées sur les travaux de l'International Commission on Radiological Protection (ICRP), les valeurs limites d'exposition sont de 1 mSv/an pour la population générale et de 20 mSv/an pour les travailleurs de l'industrie nucléaire ; ces doses représentent des ERI de décès par cancer radio-induit de l'ordre de 1 pour 10 000 pour le public et de 1 ‰ pour les professionnels. Ces normes sont considérées comme plutôt sévères.

Chacun des exemples de risques ainsi évalués peut être pris comme référence de risque acceptable. Mais lequel choisir ? Il n'est pas possible de répondre et cela d'autant que ces références diffèrent de plusieurs ordres de grandeur. Cette hétérogénéité révèle que dans les décisions de protection sanitaire, bien d'autres facteurs que le niveau de risque interviennent. Des facteurs économiques, bien évidemment. Mais aussi un contexte plus ou moins favorable à la confiance.

Cette discussion ne doit pas rester de nature technocratique. L'idée qu'il puisse exister un seuil universel de risque accepté socialement est vouée à l'échec. Car, en réalité, ce qui est acceptable ou non, n'est pas tant le niveau de risque que le processus décisionnel aboutissant au choix d'une option de gestion du risque. C'est en ce sens qu'on peut dire que la quantification est un prérequis de l'acceptation.

De ce point de vue, le résultat de l'évaluation des risques compte tout autant que la transparence de son processus de gestion. En rendant plus lisibles les données scientifiques, en faisant en sorte que ce ne soit pas la dernière étude publiée qui ait systématiquement raison, l'évaluation des risques conduit les décideurs à devoir expliciter à leur tour leurs critères de gestion. L'acceptabilité est donc un processus social, ce n'est pas un objectif déterminable à l'avance. C'est d'autant plus important que les actions de réduction des risques dans un secteur peuvent s'accompagner de leur accroissement dans d'autres secteurs. L'exemple des déchets industriels en constitue une excellente illustration, car ils augmentent sous la forme solide à mesure que l'on diminue la présence des contaminants dans les émissions atmosphériques ou dans les effluents. Le risque est alors transposé d'un milieu à un autre.

En bornant les plages plausibles de risque, en explicitant les critères de jugement, l'évaluation des risques contribue à maîtriser l'incertitude qui est un facteur premier de l'inquiétude.

IV. – L'émotion et la perception des risques

L'idée que nier l'existence d'un risque peut renforcer la croyance en son existence est désormais admise. Plus l'incertitude est grande et plus le processus décisionnel doit être formalisé, consigné et débattu publiquement. Il est crucial d'expliciter les critères quantitatifs et qualitatifs utilisés pour asseoir les décisions, organiser les débats et accroître leur lisibilité. Le plus inacceptable n'est pas que le décideur se trompe alors qu'il fait face à l'incertain, mais que sa démarche décisionnelle ne soit ni transparente, ni cohérente, ni explicite. Pour bien comprendre cette dynamique sociale, il faut comprendre ce qui structure l'opinion face à la question des risques toujours empreinte d'émotivité.

Le fait que l'importance de l'émoi dans la population ne semble pas proportionnelle à l'ampleur des risques est un paradoxe fréquent. Ce paradoxe peut être expliqué si l'on réalise que ce qui fait peur est en réalité moins l'ampleur du risque que l'incertitude sur l'existence d'un risque dans le contexte d'une exposition invisible et indécelable par tout un chacun. Dès lors, il ne sert à rien et il est même contre-productif de vouloir tout faire pour rassurer. Si les scientifiques ne peuvent pas se prononcer formellement, il est d'une certaine façon normal que la population s'inquiète. Si les responsables disent que cette inquiétude n'est pas fondée sans pouvoir réduire l'incertitude, c'est la confiance qui est ébranlée. Or, dans la gestion de situations incertaines, la confiance est un paramètre clé sans lequel le décideur est paralysé. Il est alors conduit, dans une logique de rachat, à surdimensionner sa réponse pour démontrer qu'il prend ses responsabilités.

De nombreux travaux de sciences sociales[1] permettent de comprendre que, si les déterminants de la perception sociale des risques sont multiples, l'incertitude joue constamment un rôle amplificateur, et cela quel que soit le modèle théorique auquel on se réfère. La peur est moins liée à l'objectivité du risque qu'aux imaginaires induits.

Un autre point lié à l'incertitude et qui mérite réflexion est la séparation des fonctions d'expertise et de gestion des risques. On en attend de ne pas faire peser les contraintes de la gestion sur la conduite de l'évaluation. Cette distinction entre les deux phases (expertise puis décision) est conceptuellement importante. Il vaut mieux disposer d'un plan exact pour pouvoir choisir le meilleur chemin. Cependant, en pratique, cette séparation fonctionnelle ne peut pas être appliquée de façon trop rigide. Sur le terrain, l'analyse des risques et leur gestion sont souvent intimement liées. Imagine-t-on qu'il faille un premier pompier pour constater un incendie et un second qui serait chargé de l'éteindre ? L'important est ici de clarifier les étapes du raisonnement et de garder une traçabilité des arguments utilisés pour prendre les décisions. C'est aussi en termes de procédures qu'il faut

1. P. Slovic, Perception of risk, *Science,* 1987, 236, 280-285.

raisonner sur la question de l'indépendance de l'expertise. C'est bien le processus de l'expertise qui devrait être indépendant des considérations gestionnaires car l'indépendance des experts est, elle, une fiction. Personne ne peut se prétendre indépendant d'intérêts divers pouvant être dictés par des considérations familiales, économiques, religieuses, politiques, etc. Ce qu'il faut organiser est donc une procédure d'expertise pluraliste permettant d'éviter que tel ou tel intérêt ne soit dominant. Ainsi, l'indépendance relève moins des individus que de considérations organisationnelles découlant d'une définition claire des responsabilités et de la façon dont l'expertise est insérée dans le système décisionnel.

Les études concernant les préoccupations de la population montrent que, derrière une prise de conscience massive des menaces plus ou moins fondées qui pèsent sur la qualité de notre environnement, se trouve une inquiétude non moins massive sur les répercussions sanitaires de ce problème. Les plus grandes préoccupations concernent les générations futures, les problèmes d'environnement comportant une incidence directe sur la santé, comme la dégradation de la qualité de l'eau potable ou la pollution de l'air et les modifications du climat en raison de son cortège de perspectives catastrophiques. En revanche, la dégradation des paysages mobilise moins l'opinion.

Dans ce contexte, la pédagogie des risques prend un intérêt particulier. Non pas pour tenter vainement de faire coïncider les représentations du public et des experts, mais pour fournir des bases communes à un débat loyal. D'ailleurs, comme le montrent les travaux de l'IRSN (baromètre de la perception des risques et de la sécurité)[1], les Français ont, dans l'ensemble, une représentation assez juste de la hiérarchie des différents types de risques sanitaires qu'ils subissent. Ainsi, contrairement à ce qu'on entend souvent, les Français désignent bien le tabac comme le premier des risques importants. On peut certes s'étonner qu'un tiers des personnes interrogées déclarent que les OGM forment un risque important. Mais c'est bien que dans un jugement sur le risque interviennent non seulement son ampleur, mais aussi son caractère controversé, lequel est directement lié au niveau d'incertitude existant sur l'impact sanitaire de l'exposition.

Ainsi, l'incertitude et l'universalité sont véritablement le dénominateur commun aux nouvelles questions de santé environnementale. C'est un nouvel univers des risques qui se dessine dont nos organisations et nos pratiques doivent prendre la mesure. Si on ne veut pas voir la peur gouverner nos sociétés, il faut poursuivre le mouvement amorcé et bâtir des politiques moins dictées par des événements et plus orientées par des réflexions stratégiques. Sortir d'un modèle d'activisme réactif pour privilégier une proactivité raisonnée et débattue.

V. – Le plan national santé-environnement

Après vingt ans de crises sanitaires à répétition, le pays s'est doté en juin 2004 d'un plan national santé environnement (PNSE) qui n'est pas seulement un catalogue de mesures sectorielles, mais aussi un cadre d'actions permettant d'organiser les responsabilités et

1. www.irsn.org

le travail des très nombreux acteurs qui concourent à la protection et à l'amélioration de la santé environnementale. Ce cadre est désormais celui de l'ensemble des actions de santé publique tel qu'il est définit dans la Loi relative à la politique de santé publique, promulguée le 9 août 2004.

Ces textes fondateurs vont permettre d'impulser un niveau régional d'actions en santé publique. Ils fournissent les outils d'une gestion moderne des grandes problématiques sanitaires, incluant celle de la santé environnementale.

Les risques sanitaires liés à l'environnement sont désormais un objet de politique publique, alors que la santé environnementale fût longtemps ignorée dans notre pays. La Grande-Bretagne édicte sa première grande loi hygiéniste en 1848, mais le pays de Pasteur ne promulgue la sienne qu'en 1902. La pollution atmosphérique urbaine et industrielle a provoqué plusieurs catastrophes de grande ampleur entre 1930 et 1960, mais la première loi française date de 1961. Le besoin d'une expertise scientifique des risques est patent depuis les années 1970, mais ce n'est qu'en 2001 qu'est créée l'AFSSE récemment élargie aux risques professionnels avec l'AFSSET. Ces retards accumulés ont créé un état de défiance dans l'opinion et alimenté une émotion considérable et durable. Le PNSE est la première réponse globale et organisée des pouvoirs publics pour sortir de cette spirale.

Que des politiques publiques prennent en compte les risques sanitaires, notamment ceux qui sont liés à l'environnement (incluant le travail), constitue une évolution importante car, jusqu'alors, ces questions se posaient uniquement en termes de maladies. Les médecins avaient ici une légitimité quasi monopolistique. En déplaçant l'objet des politiques de l'aval (le risque réalisé sous forme de maladies) vers l'amont (influencer les facteurs d'environnement modifiant la probabilité de survenue des dangers), on introduit un nouveau jeu d'acteurs (les ingénieurs, les entreprises, les associations, les assureurs, etc.), de nouvelles formes d'expertise, de nouveaux lieux de débat.

La Loi de santé publique de 2004, en gestation depuis 2002, a pu être inscrite à l'ordre du jour du Parlement lorsque la crise de la canicule de l'été 2003 a révélé ce que les spécialistes de santé publique et de sécurité sanitaire affirmaient dans leurs cénacles respectifs sans être véritablement entendus : très performant en matière de système de soins, notre système de santé pêche lorsqu'il s'agit de définir des programmes d'actions permettant de mener des actions organisées et proactives pour atteindre des objectifs prédéterminés notamment dans le domaine de la prévention. Le PNSE de 2004[1] a été préparé par une commission d'orientation et plusieurs débats publics qui ont souligné l'importance des milieux peu pris en compte jusqu'à présent comme l'habitat et le grand enjeu des expositions chimiques. Il comporte 45 actions à mettre en œuvre avant 2008 et vise trois grands objectifs concernant la qualité de l'air et de l'eau, la prévention des pathologies d'origine environnementales, notamment les cancers et l'information du public. Ces objectifs sont déclinés dans chaque région. Trois ministères les portent : santé, environnement et travail avec une implication du ministère chargé de la Recherche.

1. www.sante.gouv.fr

Lui fait écho un plan santé-travail[1] qui prévoit des actions spécifiques de prévention des expositions professionnelles mais qui, surtout, tirant les leçons du dossier de l'amiante, intègre la santé au travail dans le dispositif public de sécurité sanitaire, alors que, jusqu'alors, les risques liés au travail étaient censés relever de la seule responsabilité des employeurs.

Enfin, le plan cancer prend pleinement en compte les facteurs professionnels et environnementaux[2]. Une des décisions découlant du « Grenelle de l'environnement » est de lancer un PNSE II qui ne concernera plus seulement les autorités publiques, mais aussi les acteurs économiques et associatifs.

VI. – **Vers une écosanté**

Les interventions préventives en santé publique environnementale peuvent porter sur :

- la source du contaminant (un procédé industriel, par exemple) ;
- le milieu lui-même de façon à maîtriser et surveiller l'exposition ;
- l'individu ou la communauté afin de réduire le contact avec les contaminants présents dans le milieu, de surveiller l'exposition, de dépister les effets précoces éventuels, d'identifier et de surveiller les cas de maladie.

De plus, malgré les progrès de l'évaluation des risques, les décisions doivent souvent se prendre dans un contexte d'incertitude relative. Quand l'incertitude est forte, la référence à des principes prend de l'im-

1. www.travail.gouv.fr
2. www.plancancer.fr et www.e-cancer.fr

portance pour garantir l'acceptabilité des choix. En démocratie, il est alors nécessaire de faire participer les personnes concernées au processus décisionnel. Par conséquent, un effort pour communiquer des notions parfois complexes pour le public est une nécessité autant qu'une difficulté supplémentaire.

La réglementation actuelle, élaborée milieux par milieux, met en place quelques principes et outils : « pollueur = payeur », prévention et principe de précaution ; interdiction des produits dangereux, outil d'autorisation de mise sur le marché, incitatifs fiscaux. Dans ces dispositifs, la protection sanitaire est principalement prise en compte à travers la fixation de seuils d'innocuité censés garantir un risque nul. Mais les principes de gestion utilisés en santé environnementale varient encore trop souvent selon les agents considérés ou les différentes voies d'exposition. Il s'en suit une grande hétérogénéité dans les règles préconisées pour maîtriser les risques sanitaires.

Dans les entreprises, les pratiques de certification et la mobilisation pour le développement durable sont à la source de nombreux progrès qui ont débuté avec les référentiels de qualité (ISO 9000), puis d'environnement (ISO 14000) et plus récemment de santé et sécurité au travail (OHSAS 18 000). Actuellement, se développent des processus intégrés au travers des procédures HACCP, Seveso II ou le document unique d'évaluation des risques professionnels obligatoire depuis 2001. La démarche promue par l'European Foundation for Quality Management est un exemple abouti de gestion globale des risques (sociaux, environnementaux, sanitaires, juridiques, qualité, clients, etc.) qui a l'avantage d'offrir un cadre unique d'action pour les décideurs dont le fil conducteur est l'excellence. La conséquence de ce mouvement est un important développement des pratiques d'audit des risques qui poursuivent un objectif de conformité réglementaire, de rationalisation et aussi un enjeu d'image important pour les sociétés cotées. Des procédures originales de cartographie des risques ont été implantées dans des entreprises comme EDF, La Poste ou Veolia Environnement qui ont développé une fonction de gestion intégrée des risques de toute nature.

Cependant, les grandes entreprises disposent de moyens qui ne sont pas accessibles aux petites et moyennes. Or, en France, 50 % des emplois se situent dans des entreprises de moins de 20 employés et 98 % des entreprises sont de ce type. Les mécanismes de mutualisation indispensables pour que ces entreprises puissent évaluer et gérer correctement les risques qu'elles créent pour leurs travailleurs, leurs clients et leurs riverains ne sont pas encore consolidés et il est important qu'ils soient développés.

La promotion de la pluridisciplinarité constitue une étape importante pour l'amélioration de la prévention des risques. Celle-ci nécessite un travail d'équipe associant les médecins, les ingénieurs, les hygiénistes, les ergonomes, les psychologues et les managers. La formation de ces derniers à la problématique des risques sanitaires du travail et de l'environnement doit être améliorée.

Pour les médecins, en particulier, l'enjeu est d'importance. Ils doivent, pour dépasser un certain sentiment d'impuissance, se familiariser avec les nouvelles méthodes d'évaluation des risques, prendre en compte les interactions entre le social et l'écologique, apprendre à s'insérer dans des programmes d'actions organisées comme celui développé pour faire face aux canicules et d'une certaine façon pratiquer une nouvelle clinique : celles des risques, de la balance bénéfice risque qui est déjà à l'œuvre dans le domaine de la prescription médicamenteuse. La médecine du XXIe siècle sera une médecine des risques. Pour la pratiquer dans un esprit scientifique, les médecins ont besoin d'un nouveau modèle de pratique au sein de réseaux interactifs de sécurité sanitaire comme ceux qui se sont bâtis au moment du SRAS.

À l'heure d'Internet, l'asymétrie d'information s'atténue, les patients deviennent leurs propres experts, leurs associations sont devenues des acteurs majeurs de santé publique. Les médecins sont souvent démunis face aux questions de santé environnementale. C'est tout l'enjeu de la création d'une spécialisation en médecine de l'environnement telle qu'elle existe en Allemagne et au Royaume-Uni et que le Conseil national de l'ordre des médecins appelle de ses vœux.

Il est aujourd'hui possible de proposer un cadre général applicable de façon générique et adaptable à la diversité des situations rencontrées sur le terrain. Il faut reconnaître que la protection de la santé n'est pas le seul objectif des politiques d'environnement. D'autres enjeux méritent légitimement d'être pris en considération comme la défense de l'emploi, les contraintes budgétaires, les valeurs sociales et culturelles, les possibilités techniques. Cependant, les arguments de santé publique sont ceux qui apportent la meilleure légitimité aux décisions. Si la composante sanitaire n'est pas correctement prise en compte, les décideurs peuvent faire face à des poursuites judiciaires, voire à de véritables crises dont les coûts peuvent être bien supérieurs à ceux d'une gestion « froide ».

Idéalement, la gestion des risques sanitaires liés à l'environnement doit être cohérente, globale et stratégique, ce qui peut se formuler en dix principes généraux :

1 / être basée sur des règles claires pour tous les acteurs (transparence) ;
2 / intégrer toutes les sources et voies d'exposition (globalité) ;
3 / s'appliquer à toute la population (universalité) ;
4 / être fondée sur des preuves scientifiques (scientificité) ;
5 / tenir compte des impacts incertains (précaution) ;
6 / prendre en compte le court et le long terme, tous les milieux et toutes les filières pour éviter les transferts de risques (durabilité) ;
7 / anticiper les effets secondaires indésirables (anticipation) ;
8 / utiliser les ressources de façon optimale (optimisation) ;
9 / respecter les valeurs et les préférences des acteurs concernés (éthique) ;
10 / respecter la loi (conformité).

Certaines modalités procédurales doivent aussi être envisagées. Ainsi, les décisions devraient respecter dix principes :

1 / être prises par des instances responsables vis-à-vis de la santé (responsabilité) ;
2 / découler d'une évaluation des risques basée sur l'ensemble des connaissances disponibles et réa-

lisée indépendamment des contraintes de la gestion (indépendance) ;

3 / prendre en compte les risques individuels et collectifs (efficacité épidémiologique). Il ne faut jamais oublier que des risques individuels faibles peuvent correspondre à des risques collectifs forts si les risques de base sont élevés et si le nombre de personnes exposées est important ;

4 / procéder par programmation (hiérarchisation) ;

5 / inclure la définition d'une stratégie d'intervention (faisabilité). Les meilleurs outils restent inopérants si leurs conditions d'application sur le terrain ne sont pas réfléchies. La faisabilité doit être envisagée, au plan technique, administratif (a-t-on les moyens de s'assurer que les normes sont effectivement respectées), social et économique. La communication devient ici un enjeu d'importance ;

6 / être évaluées scientifiquement (évaluation). Un système d'information doit permettre de vérifier le degré d'atteinte des objectifs ;

7 / disposer d'une instance d'élaboration et de suivi pluraliste (transversalité) ;

8 / prévoir une représentation des parties concernées afin de dégager des consensus d'action (représentation) ;

9 / s'appuyer sur une expertise spécialisée et performante (professionnalisme) ;

10 / se préparer à gérer des crises (préparation).

Ces règles relèvent du bon sens et peuvent favoriser la résolution des problèmes complexes impossibles à traiter de façon autoritaire.

CONCLUSION

À l'issue de ce tour d'horizon, la question se pose de savoir si on peut gérer de tels enjeux pays par pays. À l'évidence non, en raison des caractéristiques propres aux problèmes de santé environnementale. Ceux-ci se manifestent sous la forme d'impacts différés ; ils peuvent s'exprimer à distance de leurs lieux d'origine ; ils sont cumulatifs et souvent irréversibles ; ils ne peuvent pas être gérés sans une intervention gouvernementale multisectorielle ; ils ne connaissent pas les frontières. Il s'en suit qu'aucune nation ne peut maîtriser seule des conséquences de cette nature.

Si d'intéressantes convergences existent au sein des réseaux internationaux de chercheurs, si l'OMS fait des efforts stimulants, au plan de la gouvernance des risques, nous sommes encore loin d'une approche globale et intégrée, ce qu'a bien souligné le débat du « Grenelle de l'environnement ».

Il faut être conscient du fait que derrière la question des risques de sécurité sanitaire environnementale se profilent de gigantesques bagarres commerciales. Qui va les réguler ? L'Organisation mondiale du commerce (OMC) peut-elle assurer la protection sanitaire des populations ? L'opinion n'acceptera pas que la protection de sa santé soit décidée à l'aune des intérêts commerciaux. Faut-il créer une OME (Organisation mondiale de l'environnement) ? Cela peut se justifier pour harmoniser les différents principes et normes adoptés au fil du temps par de multiples conférences internationales mais lui donnera-t-on un pouvoir de régler les différents aussi forts que celui de l'OMC ? Faut-il s'appuyer sur l'OMS qui a une pleine légitimité en matière de santé mais dont la taille et le budget sont bien modestes au regard des enjeux ? Ces différentes possibilités existent mais il ne faudrait plus tarder à organiser la communauté internationale sur ces questions tant il est vrai qu'une défaillance locale peut désormais avoir un impact global. Qu'on le veuille ou non, nous sommes désormais dans un système de solidarité obligée et liée. À ce sujet, Beck parle d'une « crise d'interdépendance » qui correspond à une « société mondiale du risque » animée par une opinion publique transnationale.

Winston Churchill a dit : « Un pessimiste voit le risque dans chaque opportunité, un optimiste voit les opportunités dans chaque risque. » Ce ne sont pas les opportunités qui manquent mais plutôt la réponse à une question de fond : dans un monde tyrannisé par l'immédiateté, saurons-nous trouver la sagesse de contraindre le court terme pour préserver le long terme ? Saurons-nous utiliser les connaissances scientifiques disponibles pour protéger durablement la santé de l'homme ? Saurons-nous dépasser nos intérêts égoïstes pour pérenniser la possibilité d'une vie sur cette planète ?

BIBLIOGRAPHIE

OUVRAGES GÉNÉRAUX

Abenhaim L., *Canicules,* Fayard, 2003.
AFSSET, *Santé et Environnement : enjeux et clés de lecture,* 2006.
Beck U., *La société du risque,* Aubier, 2001.
Beck U., *Qu'est-ce que le cosmopolitisme ?,* Aubier, 2006.
Bourdillon F., *Traité de santé publique,* Flammarion, 2004.
Curaba S., *Évaluation des risques,* AFNOR, 2005.
Ewald F., Collier C., De Sadeler N., *Le principe de précaution,* PUF, « Que sais-je ? », n° 3596.
Gérin M., *Environnement et santé publique,* Edisem, 2003.
Noiville C., *Du bon gouvernement des risques,* PUF, 2003.
Callon M., Lascoumes P., Barthe Y., *Agir dans un monde incertain,* Le Seuil, 2001.
INERIS, *Évaluation des risques sanitaires dans les études d'impact des ICPE,* 2003.
InVS, *Guide pour l'analyse du volet sanitaire des études d'impact,* 2000.
Le Breton D., *La sociologie du risque,* PUF, « Que sais-je ? », n° 3016.
Murard L. et Zylberman P., *L'hygiène dans la République,* Fayard, 1996.
Reichl E-X., *Atlas de poche de médecine de l'environnement,* Maloine, 2002.
Rodhain F., *Le mystère des épidémies,* Éd. Pasteur, 2005.
Tabuteau D., *La sécurité sanitaire,* Berger-Levrault, 2002.
USEPA, *Exposure Factors Handbook,* 1997.
Vernier J., *L'environnement,* PUF, « Que sais-je ? », n° 2667.
Zmirou D., *Quels risques pour notre santé ?,* Syros, 2000.

SITES INTERNET

Internet permet l'accès à de nombreuses données scientifiques dans le domaine de la santé environnementale. Voici quelques sources d'information majeures :

MEDLINE (http://pubmed.gov ; accès gratuit) rassemble plus de 11 millions d'articles publiés dans la littérature médicale depuis 1966.

TOXNET (http://toxnet.nlm.nih.gov ; accès gratuit) offre l'accès à différentes bases de données toxicologiques dont HSDB consacrée aux substances chimiques. Une autre base de données importante pour la toxicité chimique est RTECS (http://www.cdc.gov/niosh/rtecs.html ; accès payant). De même, CS Chemfinder fournit un outil puissant d'identification des substances chimiques (http://www.chemfinder.com ; accès gratuit).

Le site de l'OMS est riche (www.who.int). IRIS est une base de l'USEPA (http://www.epa.gov ; accès gratuit) qui fournit des informations validées sur les relations dose-effet et les ERU pour les substances agissant sans seuil de dose. L'ATSDR fournit des informations analogues centrées sur les sites et sols pollués (http://www.atsdr.cdc.gov). Des dossiers d'information sont accessibles sur les sites de l'Union européenne (http://ec.europa.eu/health-eu/my_environment/index_en.htm), de Greenfacts (www.greenfacts.org), de Greenpeace (http://www.greenpeace.org) qui exprime une sensibilité écologiste sur les questions de santé.

En matière de santé liée au travail, le site canadien (http://www.cchst.ca ; accès gratuit) est l'un des plus complet avec le site finlandais (http://www.occuphealth.fi ; accès gratuit) Pour les dangers cancérigènes, le site du CIRC de l'OMS est la référence (http://www.iarc.fr ; accès gratuit).

En France, deux agences de sécurité sanitaire (http://www.invs.sante.fr et http://www.afsset.fr), un établissement sous tutelle du ministère chargé de l'Écologie (http://www.ineris.fr) et une association relevant de la loi de 1901 (http://www.inrs.fr) constituent les principales ressources disponibles.

TABLE DES MATIÈRES

Imprimé en France
par MD Impressions
73, avenue Ronsard, 41100 Vendôme
Octobre 2008 — N° 54 941